W0323631

subkultur

Fondermann & Gebhardt

Freitag, der Dreißigste

Roman

www.edition.subkultur.de

Fondermann & Gebhardt: „Freitag, der Dreißigste“
1. Auflage, April 2021, Edition Subkultur Berlin
© 2021 Periplaneta - Verlag und Mediengruppe / Edition Subkultur
Inh. Marion Alexa Müller, Bornholmer Str. 81a, 10439 Berlin
www.edition.subkultur.de
Alle Rechte vorbehalten. Nachdruck, Übersetzung, Vortrag und Übertragung, Vertonung, Verfilmung, Vervielfältigung, Digitalisierung, kommerzielle Verwertung des Inhaltes, gleich welcher Art, auch auszugsweise, nur mit schriftlicher Genehmigung des Verlags.
Die Handlung und alle handelnden Personen sind erfunden. Jegliche Ähnlichkeit mit realen Personen oder Ereignissen wäre rein zufällig.
Lektorat und Projektleitung: Laura Alt
Cover: Thomas Manegold (unter Verwendung eines Bildes von CapeCom auf Pixabay)
Kapitel-Intros: Alexander Puschkin
Satz & Layout: Thomas Manegold
Made in EU
Gedruckt auf FSC- und PEFC-zertifiziertem Werkdruckpapier
print ISBN: 978-3-948949-08-2
epub ISBN: 978-3-948949-09-9

Kapitel 1

Über'm Fluss, an wald'gen Hängen
Zelte, Feuer angefacht.
Und von Lärm und von Gesängen
Widerhallt die stille Nacht.

Das Ziel war fast erreicht. Sascha hatte jegliches Gefühl für Raum und Zeit verloren. »Nächste Ausfahrt Münster Nord«, ertönte es aus dem eingebauten Navi ihres VW-Busses. Hier musste sie raus und danach rein. Rein in ihr neues Leben als Studentin an der medizinischen Fakultät der Universität Münster. Fahrradstadt und katholisches Epizentrum Nordrhein-Westfalens. Aber wer wie Sascha aus dem Sauerland stammte, würde sich damit wohl arrangieren können. Ihr Blick fiel auf das blaue Ausfahrtsschild. Noch fünfhundert Meter bis Münster Nord. Doch darüber stand eine andere Stadt. Hamburg. Hatte Martin nicht immer davon geschwärmt? »Sascha, wenn wir mal groß sind, ziehen wir an die Elbe. Raus aus der miefigen Provinz, rein ins Leben.«

Jetzt war Martin fort und sie auf dem Weg nach Münster. Aus den Lautsprechern erklang bereits zum dritten Mal das dritte Klavierkonzert von Sergej Rachmaninow. Sie liebte dieses Stück. Es war die einzige Musik, die in ihr wirkliche, tiefe Gefühle auslöste. Da hatte Martin noch so oft versuchen können, sie von seiner Pop- oder Rock-Musik zu begeistern. Wahr und ehrlich fühlte sich für sie nur Rachmaninow an. Und da eigentlich auch nur das dritte Klavierkonzert.

Hamburg. Noch nie war sie dort gewesen. Gerne hätte sie Martin einmal bei einer seiner Reisen dorthin begleitet. Aber es hatte sich einfach nie ergeben. Und jetzt, wo Martin nicht mehr da war und sie, von zu Hause aus gesehen, bereits die halbe Strecke hinter sich hatte, könnte sie doch einfach … Neben ihr tauchte die Ausfahrt auf. Das Allegro des Klavierkonzertes näherte sich seinem Höhepunkt. Und Sascha trat das Gaspedal weiter durch. Es war eher ein Impuls als eine rational getroffene Entscheidung. Aber sie wollte noch nicht ankommen. Sie wollte weiter in Richtung Norden fahren, weiter Rachmaninow lauschen, weiter fort von zu Hause, das Sauerland hinter sich lassen. Sie wollte nach Hamburg, zum Sehnsuchtsort ihres Bruders, in die Stadt, die er ihr unbedingt zeigen wollte. Ihr Studium in Münster würde sowieso erst Ende des Monats beginnen. Und auch wenn ihre kleine, angemietete Studentenbude bereits bezugsfertig war, brauchte sie doch sicher nicht lange, um sich dort einzuleben und in Münster zurechtzufinden. »Nehmen Sie die nächste Ausfahrt und wenden Sie«, sprach die freundliche Stimme des Navigationssystems nun zu ihr. Sie schaltete das Gerät aus und schaute nach vorne in den weiten, grauen Himmel über dem Münsterland. Es hatte angefangen zu regnen und Sascha schaltete den Scheibenwischer ein. In knapp drei Stunden würde sie Hamburg erreichen. Und dann? Im Moment wollte sie nur Rachmaninow hören und fahren. Immer weiter weg.

Es war schon elf Uhr und Robert hatte langsam wirklich Hunger. Der Kaffee stand seit einer halben Stunde vor ihm und der Duft war verflogen. So wie die Roberts Hoffnung, Marie würde doch noch zum Frühstück auftauchen. Er hatte ihr am Freitag eine Textnachricht geschrieben. Anzurufen hatte er sich nicht getraut, aber er wollte sich mit ihr zum Frühstück verabreden. »Wenn eine Tür zu geht, geht woanders eine neue auf«, hatte ein früherer Freund immer zu ihm gesagt, wenn dieser den Job wechselte. Robert war da nicht so erfahren. Er war eher der konstante Typ. Das wollte er auch Marie erzählen und vielleicht ein wenig Mitleid von ihr erhaschen. Bislang hatte die Masche immer gut funktioniert. Na ja, was heißt hier Masche und was heißt immer? Er erinnerte sich an die Zeit, als er die Ausbildung zum Steuerfachangestellten nach der Zwischenprüfung abgebrochen hatte. Er hatte es einfach nicht mehr ausgehalten. Dieses öde, langweilige Buchhalterdasein sollte ein Ende haben, noch bevor es angefangen hatte. Er wollte kein Sklave der Gesellschaft sein, er wollte was erleben, sein Leben leben. Dennoch fühlte er sich leer, kaputt und niedergeschlagen, so als hätte er den Kampf gegen die Ausbildung verloren, ohne den um die Freiheit gewonnen zu haben. Damals hatte er das erste Mal auf der Mitleidsschiene eine Mitreisende gefunden. Anna war auf dieselbe Berufsschule gegangen und hatte seinen glühenden Ausführungen zu den nun für ihn offenstehenden Türen zugehört. Sein Blick war wohl etwas verklärt gewesen. Genau genommen war sie ihm tagelang aus dem Weg gegangen, und erst als er das Praktikum beim NDR angenommen hatte, hörte sie seinen Ausführungen über das Leben inmitten kleinerer oder größerer Persönlichkeiten zu. Da hatte er ihre Aufmerksamkeit gewonnen. Nur leider nicht ihr Herz. Das hatte sie inzwischen an einen anderen Mitschüler verschenkt, an den, der immer gesagt hatte: »Wenn eine Tür zu geht, geht woanders eine neue auf.« Vielleicht würde Maries Tür ja aufgehen, hatte Robert gehofft. Aber schon, als sie ihm recht spät auf seine Nachricht geantwortet und ihn auf »irgendeinen Tag nach dem Wochenende« vertröstet hatte, war ihm eigentlich klar, dass diese Tür geschlossen bleiben würde. Er hätte danach nicht schreiben sollen, was ihm passiert war. Hatte er aber. Er war nicht mehr ganz nüchtern gewesen. Aber hatte er wirklich geglaubt, sie würde seine Einladung zum Frühstück in das romantischste Café in Eimsbüttel an einem Dienstagvormittag annehmen?

Robert dachte an die Zeit zurück, als sich aus dem Praktikum eine Ausbildung ergeben hatte, doch das dritte Ausbildungsjahr wurde für ihn zu einer Katastrophe. Alles, was er sich für sein Leben vorgenommen hatte, zog an ihm vorbei, ohne ihn mitzunehmen. Dieses Jahr war die pure Langeweile. Zwar hatte er ein paar Kollegen kennengelernt und ein paar Freundschaften in seiner neuen Heimat gefunden, aber waren das echte Freunde? Er war in Eckernförde groß geworden. In direkter Nachbarschaft zum Strand. Da hatte er Freunde gehabt. Freunde, mit denen er die Schule geschwänzt und die Nachmittagsstunden am Strand verbracht hatte. Meistens hatten sie Skat gespielt. Das machte man in seinem norddeutschen Umfeld so. Egal wo. Ob bei sich zu Hause, bei Freunden zu Hause, mit Freunden im Urlaub oder eben am Strand. Aber immer mit Freunden. Ging auch nicht anders. Zum Skat brauchte man mindestens drei Leute. Gut, das geht auch zu zweit. Das nennt man dann Bauernskat. Aber das ist so, wie »Koyaanisqatsi« in schwarz-weiß zu sehen oder die »Quadrophenia« von The Who in mono zu hören. Sie waren damals eine eingeschworene Gemeinschaft. Sie hatten die ersten Drinks probiert, die ersten Zigaretten geraucht und sich wilde Pläne für die Zukunft gemacht. Sie hatten eine Band gegründet, Die Drei Asse, und hatten Skatpunk gespielt. Zumindest hatten sie es so genannt. Was es wirklich war, wusste heute keiner mehr so genau. Vermutlich war es eher eine Art Country auf im Offbeat gespielten Akustikgitarren. Sie hatten angefangen, ein Konzeptalbum über die Stadt Altenburg zu schreiben. Dort war das Skatspiel erfunden worden. Die Platte sollte »Ich hab da noch was im Ärmel« heißen. Aber keiner von ihnen war je in Altenburg gewesen und außerdem kam dann das Abitur dazwischen. Dennoch kam ihm dieser kurze Ausflug in Country-Gefilde zugute, als er die Kollegen vom Rundfunk näher kennenlernte. Er hatte von Die Drei Asse erzählt und da einige von ihnen auch aus Norddeutschland kamen, traf man sich das ein oder andere Mal zum Skat spielen und Country hören. Mehr war von den neuen Freunden nicht zu erwarten. Aber Robert richtete sich in seinem Leben ein. Er kam damit zurecht. Als dann jedoch die Lehre zu Ende war, wurde er nicht vom NDR übernommen. Das war eher ungewöhnlich, hatte aber vermutlich damit zu tun, dass Robert, wenn er nicht Skat spielte und trank, alleine ins Karlssons ging und dort trank.

Der Himmel war dunkel und wolkenverhangen, als Sascha ihren VW-Bus über die Elbbrücken steuerte. Eigentlich war es Martins Auto, aber der brauchte es ja nicht mehr und sie war sich sicher, er würde nichts dagegen haben. Er hatte seiner kleinen Schwester nie etwas verboten, hatte stets versucht, sie vor dem Übel der Welt zu beschützen und ihr dabei zu helfen, trotz der schwierigen Umstände ihr Leben zu meistern. Ohne ihn hätte sie sich nicht um einen Platz für den Studiengang Medizin beworben, hätte nach der ersten Absage nicht weiter daran geglaubt und nicht die nötigen Wartesemester in ihrem Beruf ausgeharrt. Ohne Martin würde sie weiterhin am Klinikum in Schmallenberg als Krankenschwester arbeiten. »Wenn du nur wirklich willst und an dich glaubst, kannst du alles erreichen«, hatte er zu ihr gesagt. An sich geglaubt hatte Sascha zwar nie wirklich, viel zu groß waren ihre Selbstzweifel, aber dank Martin verfolgte sie ihren Weg weiter. Und dann kam eines Tages die Zusage aus Münster. Sie hatte nicht mehr dran geglaubt. Im Gegensatz zu ihrem großen Bruder, der sofort eine Flasche Sekt aus dem Kühlschrank holte, als sie ihm den Brief zeigte. Ihren Eltern wollte sie vorerst nichts davon erzählen. Sie wusste ja, wie ihr Vater zu der Idee stand, dass seine Tochter studieren wollte. Und ihre Mutter würde sie auch nicht unterstützen. Dafür hatte sie zum Glück Martin. Mit ihm zusammen kümmerte sie sich um die organisatorischen Angelegenheiten, suchte eine Wohnung, erkundigte sich über das Angebot der Uni Münster und darüber, worauf sie alles vor dem Beginn ihres Studiums achten musste.

Jetzt aber fuhr sie nach Hamburg hinein, hatte Münster im wahrsten Sinne des Wortes einfach links liegen lassen. Für eine fixe Idee, für ein Gefühl. Sie hatte immer weiter Rachmaninow gehört und den Bus in Richtung Norden gesteuert. Und nun hatte sie die Elbbrücken passiert und fuhr an den Deichtorhallen vorbei - hatte Martin nicht mal von einer Fotoausstellung geschwärmt, die dort stattfand? - weiter in Richtung Zentrum. Der Verkehr hatte stetig zugenommen und sie musste sich sehr konzentrieren, niemanden zu übersehen. Die Straßen waren so breit, die Gebäude so groß, die Autos so zahlreich. Das war sie aus Föckinghausen und dem Sauerland nicht gewohnt. Und woanders war sie noch nie selber Auto gefahren. Natürlich war sie schon in Großstädten gewesen, hatte das Nachtleben im Ruhrgebiet kennengelernt, Köln und Düsseldorf zu Karneval besucht und auch schon mal Reisen nach München und Paris unternommen. Aber da hatte sie nie am Steuer gesessen. Jetzt war sie ganz alleine unterwegs. Und so fühlte sie sich auch. Verlassen und verloren in der fremden, großen Stadt. Wo sollte sie hinfahren, welches Ziel zuerst ansteuern? Sie folgte weiter der Straße, über einer U-Bahn-Brücke las sie das Schild Rödingsmarkt. Kurz dahinter tauchte auf der linken Seite eine große Kirche auf. War das der Michel, von dem Martin ihr erzählt hatte? Von dessen Turm aus man einen wunderbaren Blick über die Stadt haben sollte? Heute allerdings bestimmt nicht. Viel zu düster und regnerisch war der Himmel, viel zu grau erschien ihr die ganze Stadt. Vor ihr gabelte sich die Straße und Sascha folgte ihr nach links in Richtung Hafen und Reeperbahn. Das war es, was sie mit Hamburg verband. Und ehe sie sichs versah, befand sie sich auch schon auf Hamburgs sündiger Meile, fuhr vorbei an den Tanzenden Türmen und dem Musical-Haus. Sie fragte sich, was an dieser Straße so besonders sein sollte. Abgerockt und trostlos wirkten die meisten Gebäude auf sie. Auf den Gehsteigen saßen alle paar Meter Obdachlose und Bettler, Punks mit Hunden und Alkoholiker umgeben von Tüten und Müll. Über den Eingängen der Bars, Restaurants, Clubs und Sexshops blinkten billige Leuchtreklamen, von Glanz und Glamour war hier weder etwas zu sehen noch zu spüren. Ehe sie diese ganzen Eindrücke einordnen konnte, war sie auch schon am Ende der Reeperbahn angekommen und bog nach rechts ab in die Holstenstraße.

Saschas erster Eindruck von Hamburg war nicht der beste. Inzwischen fuhr sie das dritte Mal über die Reeperbahn, die davon auch nicht attraktiver wurde. Irgendwie drehte sie sich oder vielmehr fuhr sie nur im Kreis. Nach einiger Zeit tauchte links von ihr das Stadion des FC St. Pauli auf, danach ein großer, freier Platz. Vielleicht würde sie hier parken können, dachte sie und bog in die nächstmögliche Straße links ab, die den schönen Namen Holstenglacis trug. Die Zufahrt auf das freie Feld war kostenpflichtig, aber am rechten Straßenrand gab es Parkbuchten. Sascha hatte Glück und vor einem Transparent mit der Aufschrift »Fliegende Bauten« fand sie eine Lücke und steuerte ihren Bus hinein. Sie schaltete den Motor ab und lehnte sich zurück. Erst jetzt merkte sie, wie erschöpft sie war. Als sie ihren Kopf zurück gegen den Sitz lehnte, fielen ihr die Augen zu und sie ließ sich vom Schlaf überwältigen.

Nachdem Robert seinen letzten Arbeitstag beim NDR hinter sich gebracht hatte, war er ins Karlssons gegangen. Mit einer verdammt guten Idee. Zwar war er nicht mehr beim NDR, hatte aber genügend Ex-Kollegen, die ihn mit dem heißesten Scheiß versorgen würden. Ok, beim NDR von heißem Scheiß zu reden, war etwas komisch, aber er hatte eine Affinität zu deutschem Country entwickelt und im Karlssons wurde auch gerne der ein oder andere Trash-Abend veranstaltet. Warum also nicht die alten Kontakte bemühen und als DJ einen regelmäßigen Country-Trash-Abend organisieren? Der Wirt fand die Idee eher semi. »Du willst doch nur meine Gäste vergraulen«, hatte er gegrummelt. – »Wo keiner ist, kann ich auch keinen vergraulen.« Robert brauchte so an die drei, vier Bierlängen, um ihn davon zu überzeugen, es zumindest auszuprobieren »Aber nur, wenn du zwischendurch auch mal was Richtiges spielst. Dann kannst du das nächsten Dienstag mal machen.« Bam – der Grundstein für seine Karriere war gelegt. Er hatte es allen gezeigt. Jetzt musste nur noch ein guter DJ-Name her und die Plattenkiste aufgefüllt werden.

Robert grinste in sich hinein, als er an diesen Abend im Karlssons dachte. Obwohl ihm gar nicht zum Grinsen zumute war. Grinderman, dachte er, ob das übersetzt grinsender Mann hieß? Er war sich nicht sicher, Englisch war nicht so seins. Es roch immer noch nach kaltem Kaffee. Nach Vergangenheit. Das mit Marie war wohl eine Nullnummer. Vorsichtig tippte er in sein Handy: »Hey Marie, warte auf dich im Chez Charles. Kommst du noch?« Nein, das war zu fordernd. Er änderte es in: »Sehen wir uns noch?« Aber auch das war doof. Er guckte, was sie auf seinen Vorschlag, sich zu treffen, geantwortet hatte. »Schöne Idee. Ich melde mich«, stand da. Hatte sie aber nicht. Mist. Vermutlich würde sie nicht kommen. Robert beschloss, die Nachricht nicht abzuschicken und zu warten, ob sie sich melden würde. Dann bestellte er sich einen zweiten Kaffee und ein kleines Frühstück. »Frühstück gibt's nicht mehr, ist ja nach zwölf«, lächelte die Bedienung, die Robert noch nicht kannte, obwohl er häufig zum Kaffee herkam. Mist. Dann eben nur ein Croissant und den Kaffee. Er starrte noch einmal auf sein Handy, bis die Frage nach dem Grinderman wieder aufkam. Grinderman war eine ehemalige Band von Nick Cave, den er manchmal an seinen Abenden im Karlssons auflegte. Er versuchte, die Bedeutung des Namens zu googeln. Grinder war eine Kräutermühle, vorwiegend zum Zerkleinern von Tabak und Marihuana. Aha, der Cave und die Drogen. Obwohl, der ist ja eine Kunstfigur. Ob der Drogen nimmt? Man weiß es nicht, dachte Robert. Bei dem weiß man ja nichts so genau. Ach, eigentlich interessierte es ihn auch nicht. Er glotzte wieder auf das Display. Es blieb schwarz. Er betrachtete sein Spiegelbild und fing an, breit zu grinsen. Das sah aufgesetzt aus. Er drehte das Telefon von links nach rechts und wieder zurück, während er sich sein Grinsen besah. Nein, grinsen war nichts für ihn. Zumindest nicht heute. Was wohl die Leute denken, wenn da so einer grinsend in der Ecke eines Cafés sitzt?

Er schaute sich um. Es war nicht viel los. Da war eine alte Frau, vermutlich hatte sie Katzen zu Hause. Er stellte sie sich in einer Hamburger Altbauwohnung im Hochparterre mit Garten vor. In dessen Mitte ein kleiner Springbrunnen, in dem vom Frühling bis zum Herbst die Vöglein spielten. Währenddessen Katzen, die im Winter nur vor dem Kamin lagen, ihre überschüssigen Pfunde beim Versuch, die Vögel zu jagen, nicht wirklich loswerden konnten, weil sie nicht mal bis zum Beckenrand des Brunnens kamen. Er sah sich weiter um. Sein Blick fiel auf das Foto von Charles Aznavour, das über dem Tresen hing. Dessen Lied »Du lässt dich gehn« kam ihm in den Sinn. Die Bedienung, die jetzt hinter dem Tresen einen Kaffee zubereitete, sah nicht aus, als würde sie sich gehen lassen. An einem Tisch davor saß ein großer Mann, so ein Teddybär-Kumpeltyp. Er war nicht alleine da, sondern mit einer ebenso fülligen, aber weitaus kleineren Frau. Seine Freundin war das nicht. Aber was ging das alles Robert an? Er begutachtete noch die beiden jungen Frauen am Nachbartisch, die sich über Klausuren unterhielten. Studentinnen vermutlich. Beide aus reichem Elternhaus. Die hatten bestimmt Pferde bei sich in Pinneberg und waren von ihren Vätern in die große Stadt geschickt worden, um zu Hause nicht weiter zu nerven. Robert war schlecht drauf. Er hatte eine wirklich beschissene Woche hinter sich, hatte sich aber auf den Tag gefreut, obwohl er irgendwie geahnt hatte, dass die Verabredung mit Marie mehr in seinem Kopf als in Wirklichkeit stattfinden würde. Aber das war ihm egal gewesen. Er war am Vorabend früh schlafen gegangen in der Annahme, Marie würde sich am Morgen melden oder einfach kommen. Schließlich war sie eine spontane Frau. Aber eigentlich kannte er Marie kaum. Er hatte sie an einem seiner DJ-Abende im

Karlssons kennengelernt. Sie hatten sich ein wenig unterhalten und in den folgenden Wochen immer mal wieder lose verabredet. Mal war sie gekommen, mal nicht. Wenn man Stammgast in einer Kneipe ist, in der man auch noch als DJ arbeitet und somit fast zum Inventar gehört, sollte man ein »Bis nächstes Mal« vielleicht nicht eine Verabredung nennen. Außerdem sollte man Berufliches und Privates nicht vermischen. Das war der Punkt. Er hätte sich gar nicht erst verabreden dürfen.

Als Sascha erwachte, brauchte sie einen Moment, um sich zu orientieren. Sie war mit Martins Auto nicht wie geplant nach Münster, sondern bis nach Hamburg gefahren. Und hier saß sie nun und wusste nicht, warum überhaupt und was sie nun hier machen sollte. Es war Montagabend, draußen war es bereits dunkel und sie kannte niemanden in dieser Stadt. Martin hatte ihr öfter von einem Club auf St. Pauli erzählt, in dem es vor allem am Montagabend richtig abgehen sollte. Was hatte er da geschwärmt: »In Hamburg kann man sogar am Montag feiern gehen, wenn man will. Im Moon Club ist da die Hölle los.« Sie nahm ihr Smartphone zur Hand und suchte nach diesem Moon Club, dessen Homepage sie auch gleich fand. Der Laden befand sich in einer Straße namens Hamburger Berg, die, wie sie schnell herausfand, direkt von der Reeperbahn abging. Wenn es Martin dort so gut gefallen hatte, sollte sie sich das vielleicht einfach mal angucken. Ob Svenja auch dort war? Sollte sie Martins Hamburger Freundin nun doch endlich kennenlernen? Warum hatte sie sich bloß nie ein Foto von ihr zeigen lassen? Selbst den Nachnamen kannte sie nicht. Geschweige denn wusste Sascha, wo sie wohnte oder arbeitete. Martin hatte ihr immer wieder gesagt, wie toll Svenja sei und wie glücklich sie ihn machen würde. Im Grunde genommen hatte sich Sascha nie für sie interessiert und Martin auch nicht weiter nach ihr gefragt. Insgeheim war sie eifersüchtig auf Svenja gewesen.

Die junge Frau, die da drüben sitzt, dachte Robert, die hat was. Was sie hatte, konnte er allerdings nicht sagen. Sie saß so, dass er sie nur von der Seite sehen konnte. Ihre dunklen, langen Haare verdeckten ihr Gesicht. Irgendwie zuckte sie manchmal zusammen. Plötzlich ging der Teddybär auf die junge Frau zu und setzte sich an ihren Tisch. Er redete ruhig mit ihr, vertraut. Die Musik im Laden wurde wieder lauter. Es war irgendein klassisches Konzert mit viel Klavier. Robert hätte schon vorher, als es noch ruhiger gewesen war, nichts von ihrem Gespräch mitbekommen können. Jetzt war es aussichtslos. Die innere Unruhe kam zurück und er schaute aus dem Fenster. Die Autos, die draußen auf der Osterstraße wie kleine Käfer hin- und herfuhren und ein- und ausparkten, zogen ihn in ihren Bann. Er war ein Tagträumer. Wie sollte es auch anders sein, jetzt da er keinen Job mehr hatte, dem er tagsüber nachgehen konnte. Da durfte er schon mal träumen. Stopp! Heute musste er abends arbeiten und vorher war noch einiges zu erledigen. Die Hemden wollten zur Reinigung gebracht werden, der Kühlschrank für morgen aufgefüllt und sein Körper wollte auch noch etwas gepflegt werden.

Robert beschloss, sich den Pflichten des Alltags zu stellen, um sich danach noch ein wenig auszuruhen. Er zahlte und verließ das Café. Eine seltsame Stimmung überkam ihn, als er die Tür zur Straße öffnete und das Klavier samt Streichern und Orchester hinter sich ließ, um in die lauten Mittagsgeräusche einer mondänen Stadt abzutauchen.

Ein leichter Nieselregen ging nieder, als sie gegen zehn aus dem Bus trat. Trotzdem war es noch angenehm mild. Spätsommer in Hamburg. Sascha zog den Reißverschluss ihrer Jacke hoch, schloss den Wagen ab und machte sich auf in Richtung Reeperbahn. Diese wirkte am Abend deutlich aufregender und weit weniger trostlos als bei Tage. Trotzdem waren die Straßen ziemlich ausgestorben und es machte nicht den Anschein, als dass hier an einem Montag groß gefeiert würde. Nach einiger Zeit fand sie den Hamburger Berg und ihr Blick fiel auf eine Bar namens Karlssons. Auch von der hatte ihr Martin erzählt. Hatte er hier nicht Svenja kennengelernt? Und war das nicht die Bar, in der er dieses Mexikaner-Zeug trank, das ihm so gut geschmeckt hatte? Ja, natürlich, jetzt fiel es ihr wieder ein. Heute aber war das Karlssons geschlossen. Also ging sie weiter und fand kurz darauf den Moon Club.

Zwölf Euro sind ein stolzer Preis für einen Montagsclub, dachte Sascha, als sie an der Kasse den Eintritt zahlen musste. Aber es würde sich ja lohnen, wenn sie Martins Erzählungen Glauben schenken konnte. Es ging eine Etage tiefer in den Untergrund durch ein Treppenhaus und einen schmalen Gang, alles mit Schwarzlicht beleuchtet. Und plötzlich stand sie in einem großen Kellersaal. Die Musik war ohrenbetäubend. Wie nannte man diesen Sound? War das noch House? Drum and Bass? Minimal Electro? Sascha wünschte sich Rachmaninow herbei. Aber gut, sie hatte natürlich nicht damit gerechnet, hier Musik des einzig wahren Komponisten zu hören. Sie kam sich mit einem Mal sehr provinziell vor, in ihrem Anorak mit den Trecking-Boots, überhaupt keine Ahnung, was das hier für Musik war, die ihr brutal laut in den Ohren dröhnte. So was gefiel Martin? Sascha fiel Martins Song »Surfen auf dem Möhnesee« ein. Was war das doch für eine Schnapsidee gewesen. Eine erfolgreiche Schnapsidee. Ihr großer Bruder war von jetzt auf gleich ein Popstar. Zumindest im Sauerland und auch ein wenig darüber hinaus. Keine Zelt- oder Großraumdisco, die Martins Party-Hit nicht mehrmals am Abend spielte. Und niemand hatte sich daran gestört, dass es eine billige, ziemlich stumpfe und einfache Retorten-Nummer war, die völlig ohne künstlerischen Anspruch oder jegliches Niveau auskam. Aber sie machte Spaß. Es ließ sich herrlich dazu abfeiern. Konnte man das zu der Musik im Moon Club auch? Bisher standen die Leute alle eher cool und reserviert um die Tanzfläche herum und hielten sich an ihren Getränken fest. Sie guckte sich die Etiketten auf den Flaschen an und kam sich erneut hinterwäldlerisch vor. War das Bier? Energy-Drinks? Bionaden? Niemand trank hier wie bei Sascha zu Hause Krombacher, Cola oder Mumm Sekt. Das gehörte dann wohl zum aufregenden Nachtleben in der großen Stadt.

Sie beschloss, sich ein Club Mate mit Wodka zu bestellen. Was immer das sein sollte. Es schien hier ziemlich populär zu sein. Warum, das konnte sie sich nach den ersten Schlucken allerdings nicht erklären. Das Zeug schmeckte wie abgestandener Kräutertee mit Fusel. Und kostete acht Euro. Immerhin gab der Drink in ihrer Hand Sascha das Gefühl, ein klein wenig dazuzugehören. Doch je länger Sascha mit ihrer Club Mate am Rand der Tanzfläche stand, desto verlorener kam sie sich vor. Auch wenn inzwischen immer mehr Gäste zu tanzen anfingen und die Stimmung ausgelassener wurde, so wurde sie davon nicht erfasst. Im Gegenteil.

Die Leute hier wirkten oberflächlich und arrogant, niemand schien Notiz von ihr zu nehmen. Sah man ihr die Landpomeranze selbst in diesem Blitzlichtgewitter sofort an? Sie dachte an Svenja. War sie heute Abend auch hier? Gehörte sie zu den tanzenden und immer lächelnden Frauen, die Sascha neidvoll beobachtete? Wenn sie doch nur wüsste, wie Svenja aussah. Aber würde die sich überhaupt für Sascha interessieren? Die kleine Schwester ihres Freundes aus dem Sauerland? Sascha beschloss, es hier und heute nicht mehr herauszufinden. Das war nicht ihre Welt, kein Ort für sie, um Menschen kennenzulernen. Also trank sie ihr komisches Mate-Getränk aus, zog ihre Jacke an und verließ den Moon Club.

Im Karlssons trafen sich hauptsächlich Hamburger Studenten. Ab und an verliefen sich ein paar Touristen, doch eigentlich war man unter sich. Zumindest unter der Woche. Als Robert angefangen hatte, dort aufzulegen, stellte sich das als kleiner Erfolg heraus. Zumindest kamen seine Ex-Kollegen vom NDR vorbei, also durfte er unregelmäßig weiter auflegen. Denn der Dienstag war vorher genauso schlecht besucht gewesen wie der Montag. Am Montag war das Karlssons geschlossen. Doch auch der kleine Erfolg hatte seine Zeit und nach ein paar Abenden war Robert wieder alleine mit den wenigen Stammgästen und Karlsson, dem Wirt. Das mit dem Plattenauflegen schien wohl doch nicht der ganz große Wurf zu sein, zumindest war es keine Alternative für einen richtigen Job. Die Ausbildung hatte er in der Tasche. Die Idee, im Medienbereich zu arbeiten, im Kopf. Als er auf der Suche nach Jobs eine Stellenanzeige des in Hamburg ansässigen Musiklabels Warner fand, in der ein Buchhalter gesucht wurde, musste er es versuchen. Das Geld war knapp geworden und er sah eine Chance, ins Musikbusiness zu rutschen.

Vielleicht ergab sich ja die Möglichkeit, als Quereinsteiger irgendwann innerhalb der Firma zu wechseln. Also bewarb er sich und wurde sogar angenommen. Mit dem neuen Job kamen auch neue Leute ins Karlssons. Robert hatte eine recht überzeugende Art, wenn er in Begeisterung geriet, und das hatte die neuen Kollegen bei Warner dazu gebracht, ihn an seinen Country-Trash-Abenden zu besuchen. Er hatte es sogar geschafft, die Aftershow-Party eines australischen Künstlers ins Karlssons zu holen. Plattenfirmen sind immer auf der Suche nach ausgefallenen Locations für ihre Partys. Die Party war ein voller Erfolg für die Kneipe und Robert durfte nun jeden Dienstag auflegen. Ein, zwei Mal berichteten sogar die lokalen Medien über seine Abende, und so kamen auch Leute, die es ansonsten nicht hierher verschlagen hätte. Doch irgendwann kamen auch die die neuen Kollegen nicht mehr und die Vorstädter wollte keiner hier haben. Man saß also wieder in vertrauter Runde und lauschte der immer noch gewöhnungsbedürftigen Musik aus Roberts Plattensammlung.

So auch an diesem Dienstag. Die Hemden hatte er zur Reinigung gebracht, den Einkauf verschoben. Er hatte sich noch eine Runde Schlaf gegönnt, um den unerfreulichen Morgen zu vergessen. Marie hatte sich immer noch nicht gemeldet und Robert wollte den bisherigen Tag hinter sich lassen, als er sich mit dem Laptop unter dem Arm in Richtung Kiez aufgemacht hatte. Schon länger hatte die alternative Musik deutlich mehr Raum in Roberts DJ-Set bekommen und so spielte er auch heute Abend wenig Country. Ihm war mehr nach schwerfälliger, melancholischer Musik zumute.

Es waren nur wenige Stammgäste im Laden, als die Tür aufging und der Teddybär, den Robert am Morgen im Chez Charles gesehen hatte, zusammen mit einigen Freunden zur Tür hereinkam. Er wollte den Morgen doch vergessen, dachte er. Und zack war Marie wieder präsent. Warum nur hatte sie sich nicht gemeldet? Er versuchte, den Gedanken zu verdrängen. Nach ein paar Minuten ertappte er sich dabei, wie er über sein Leben und seine Beziehungen nachdachte. Beziehungen, die meist von kurzer Dauer und wenig entfesselt gewesen waren. Romantik. Zügellosigkeit. Danach sehnte er sich. Seelenverwandtschaft. Jemanden finden, dem man in die Augen schauen kann, um dahinter Horizonte zu entdecken, Universen, Weiten.

Die Kälte saß Sascha tief in den Knochen. Die Standheizung des VW-Busses hatte diesen zwar gestern Nacht recht schnell erwärmt. Genauso schnell kühlte er sich aber auch wieder ab, nachdem Sascha die Heizung ausgeschaltet hatte, um die Autobatterie zu schonen. Kurz danach fielen ihr die Augen zu. Die Scheiben waren von innen beschlagen, draußen war die Luft diesig, ein leichter Wind wehte durch die Baumkronen rings um die Glacischaussee. Jetzt eine Zigarette, schoss es Sascha durch den Kopf. Das würde sie ein wenig wärmen und auch das Zittern würde nachlassen. In ihrer Jackentasche fand sie eine angebrochene Schachtel Kippen, allerdings kein Feuerzeug. Ihr fiel ein, dass sie gestern Nacht auf dem Weg zurück zum Bus einem jungen Mann Feuer gegeben hatte. Hatte er ihr das Feuerzeug wieder zurückgegeben? Jedenfalls hatte sie jetzt keines mehr. Also öffnete sie das Handschuhfach, um zu sehen, ob sie hier fündig würde. Und siehe da, zwischen Straßenkarten, Eiskratzer, Taschentüchern und Kaugummiverpackungen fiel ihr ein Streichholzbriefchen in die Hand. Sie stieg aus dem Bus, streckte und reckte sich einmal kräftig durch und zündete sich eine Zigarette an. Während sie genussvoll den Rauch inhalierte, las sie den Aufdruck auf dem Briefchen. »Chez Charles – Dein Stück Frankreich in Eimsbüttel« war da zu lesen. Sie schaltete ihr Smartphone ein, um nach dem Weg zu schauen. Es zeigte drei verpasste Anrufe an. Alle kamen von ihrer Mutter aus Föckinghausen. Sascha hatte noch gar nicht Bescheid gegeben, dass sie nicht nach Münster, sondern nach Hamburg gefahren war. Das würde sie noch tun müssen, aber nicht jetzt. Wenn es etwas Dringendes wäre, hätte ihre Mutter eine Nachricht hinterlassen können. Ansonsten brauchte Sascha Abstand. Von Föckinghausen. Von zu Hause. Von ihren Eltern.

Eigentlich war Sascha überhaupt nicht danach zumute, alleine in einem Café zu sitzen. Aber sie hatte einen heißen Kaffee dringend nötig. Die Nacht im Van steckte ihr gehörig in den Knochen. Und vielleicht würde sie hier ja auf Svenja treffen. Svenja, von der sie doch eigentlich gar nichts wusste. Je mehr Sascha über sie nachdachte, desto neugieriger wurde sie auf diese Frau. Was war es, das Martin so an ihr faszinierte, dass er immer wieder an so vielen Wochenenden zu ihr nach Hamburg gefahren war? Früher war Martin immer greifbar gewesen, war stets für seine kleine Schwester da, wenn sie ihn brauchte oder auch einfach nur nicht allein sein wollte. Martin war immer gut informiert, wo man am Wochenende feiern gehen konnte, war auf unzähligen Partys eingeladen, kannte Hinz und Kunz im Sauerland. Und nie gab es ein Problem, wenn er Sascha im Schlepptau hatte. Ihr gefiel das sehr. Neben ihrem Bruder fühlte sie sich sicher und akzeptiert. Er gab ihr ein Gefühl von Geborgenheit, das sie sonst selten verspürte. Ihre Eltern konnten oder wollten ihr dieses Gefühl nie geben. Für ihren Vater Karl gab es immer nur sein Sägewerk in Bestwig. Da war er der Boss, da tanzten alle Angestellten nach seiner Pfeife. Und zu Hause hatte es gefälligst genauso zu laufen. Etwas anderes ließ der Alte nicht zu. Dieses autoritäre Eltern-Kind-Verhältnis hatte er bereits von seinem Vater eingebläut bekommen. Nun gab er es an seine Kinder weiter. Doch diese wollten da einfach nie so mitspielen, wie er sich das vorgestellt hatte. Martin war ein Freigeist, nahm sich stets den nötigen Raum für sich, seine Freunde und seine Hobbys. Das führte oft zu Streit zwischen den beiden. Immerhin arbeitete Martin beim Vater im Sägewerk, hatte dort schon seine Ausbildung gemacht und ließ Karl in dem Glauben, er würde später mal in dessen Fußstapfen treten und das Werk übernehmen. Doch im Vertrauen hatte er Sascha erzählt, dass er sich da alles andere als sicher sei. Aufgrund der dominanten und herrischen Art von Karl würde er dieses Thema aber lieber aussparen und seinen alten Herrn im Glauben lassen, alles sei in Ordnung und die Familientradition würde gewahrt bleiben. Überhaupt Traditionen. Das schien Sascha immer das Wichtigste für ihren Vater gewesen zu sein. Egal ob im Schützenverein oder bei der freiwilligen Feuerwehr. Als ehrbarer Bürger von Föckinghausen gehörte es sich, in all diesen Verbänden Mitglied zu sein. Ganz zu schweigen vom Ortsverband der CDU und dem Engagement in der katholischen Kirche.

All das wurde Sascha und Martin von klein auf eingetrichtert, gehörte zu einem anständigen und normalen Leben dazu.

Sascha kamen die Tränen, sie schluchzte und zuckte unweigerlich zusammen. Sie musste an ihre Mutter denken. Diese einfache, genügsame Frau hatte sich sehr früh und schnell in ihr Schicksal gefügt. Zu Hause und in der Familie hatte der Mann das Sagen. Sie musste gehorchen und sich um den Haushalt sowie die Erziehung der Kinder kümmern. Sie sorgte dafür, dass die beiden morgens pünktlich aufstanden und zur Schule gingen, dass Frühstück, Mittagessen und Abendbrot auf dem Tisch standen und sie abends rechtzeitig zu Bett gingen. Die schulischen Leistungen kontrollierte stets der Vater. Ihm mussten sie ihre Klassenarbeiten und Zeugnisse vorlegen. Auch hier war er sehr streng. Wenn die Zensuren nicht stimmten, hatte er entsprechende Sanktionsmaßnahmen parat. Die reichten von Fernsehverbot über Hausarrest bis hin zur Taschengeldsperre. Immerhin konnte er ihnen nie mit Liebesentzug drohen. Denn Liebe schenkte er seinen Kindern generell nicht. Das war in seinen Augen sentimentales Getue, etwas für Frauen, von dem sie in ihren Kitschromanen lasen, aber bestimmt nichts für einen so verantwortungsbewussten und gewichtigen Mann wie ihn. Doch auch bei Mutter Renate fanden Sascha und Martin wenig Liebe. Sie ordnete sich stets ihrem Mann unter. Karls Wort war Gesetz im Hause Hardt. Ihrem Mann zu widersprechen, hatte Renate sich nicht ein einziges Mal getraut. Ob Karl sie dann geschlagen hätte? Ob er überhaupt mal körperlich gewalttätig gegen Renate wurde? Sascha wusste es nicht, hatte es zumindest nie bewusst mitbekommen. Aber für das Duckmäusertum von Renate reichte die seelische Gewalt, die Karl tagtäglich zu Hause gegen seine Familie ausübte, voll und ganz aus. Sascha hatte sich so oft gewünscht, dass ihr die Mutter schützend zur Seite stand, wenn sie sich mal wieder ungerecht vom Vater behandelt fühlte. Doch ihre Mutter schwieg.

Und immer, wenn Sascha sie später darauf ansprechen wollte, hatte sie starke Kopfschmerzen, oftmals auch Migräne. Oder ein anderes Unbehagen wurde vorgeschoben. Falls das alles nicht ausreichte, behauptete sie, sie habe einen schlechten Tag und darauf könne man ja wohl auch mal Rücksicht nehmen und ihr etwas Ruhe gönnen. Spätestens damit ließ sich Sascha dann entmutigt abspeisen, nie ohne das Gefühl, zumindest eine Teilschuld am Befinden ihrer Mutter zu tragen, die sich dann bereits ins Schlafzimmer zurückgezogen hatte und für den Rest des Tages nicht mehr ansprechbar war. Dass Renate unter einer Depression litt, für die ihre Lebensumstände verantwortlich waren, wurde nie thematisiert. Psychisch krank war man in der Familie Hardt nicht. Das waren die Irren, die Verrückten. Und so jemanden gab es unter ihnen nicht. Man war eine ganz normale, anständige Familie, die Wert auf Disziplin und Tradition legte. So war Renate nie eine Stütze während ihrer Kindheit und Jugend gewesen. Aber im Gegensatz zu seiner kleinen Schwester hatte Martin das früh erkannt und sich damit abgefunden, in ihr keine Verbündete zu haben. Aus diesem Grund hatte er auch ihr nichts von Svenja erzählt. Er sah einfach keine Notwendigkeit darin, sie darüber ins Vertrauen zu ziehen, dass er eine tolle Frau in Hamburg kennengelernt und sich in sie verliebt hatte. Lediglich Sascha wusste darüber Bescheid. Und eben diese Svenja hoffte sie nun hier im Chez Charles zu treffen oder zumindest einen Hinweis darauf zu bekommen, wo sie ihr begegnen könnte.

Nick Cave. Ich muss Nick Cave auflegen«, sprach er laut vor sich hin.

Come sail your ships around me.
And burn your bridges down.
We make a little history baby.
Every time you come around.

Dieser Song appellierte an den Beschützer in Robert. Er wollte sich kümmern, er wollte fremde Geheimnisse erfahren und eigene teilen. So wie es Cave in »The Ship Song« beschrieb. Seufzend lauschte er der Musik und war in Gedanken ziemlich weit weg, als eine Frage aus dem Raum ihn kalt erwischte: »Wer spielt denn da so schön Klavier?«

»Nick Cave spielt das Klavier eigentlich immer selber«, kam es ziemlich unwirsch aus ihm raus. Vermutlich etwas zu schroff. Kaum hatte er den Satz gesagt, drehte sich die

Fragende wieder um und ging zurück zu der Gruppe um den Teddybären. Halt, war das nicht die Frau aus dem Café? Diese langen, schwarzen Haare. Er erinnerte sich.

»Your face has fallen sad now«, intonierte Cave weiter und Robert wurde es warm in der Brust. Ein wohliges Gefühl der Unruhe, gepaart mit der Unmöglichkeit etwas zu tun, zu sagen oder auch nur zu denken. Plötzlich sahen die wenigen Gäste ihn an. Scheiße, Nick Cave hatte seinen letzten Ton gespielt und Robert hatte es versäumt, einen neuen Song auszusuchen. Fuck. Nervös klickte er den nächstbesten Song in der Playlist an: »Ich bin CB-Funker«. Es gab durchaus bessere Slots für Gunther Gabriel. Oder auch nicht. Gab es überhaupt einen guten Platz, um Gunther Gabriel zu spielen? Mist. Die Stimmung in ihm und um ihn herum änderte sich schlagartig. Gerade noch wollte er Brücken abreißen, jetzt musste er zuhören, wie LKWs unter diesen mutmaßlich hindurchfuhren und die Fahrer sich gegenseitig vor Polizeikontrollen warnten. Öde. So öde wie dieser Laden.

Das hatte offensichtlich auch die Gruppe um Teddybär und die Frau mit den schwarzen Haaren gemerkt. Sie sammelten ihre Sachen zusammen und verließen die Kneipe. Ein komisches Gefühl beschlich Robert. Hatte er gerade den Teddybären und die Frau mit den schwarzen Haaren beim Verlassen des Karlssons zugesehen, nachdem er zuerst einen Song von Nick Cave gespielt hatte und dann einen von Gunther Gabriel? Cave, der eines der besten Alben der Musikgeschichte über seine Ex-Frau geschrieben hatte, auf dem er ein ums andere Mal ihre schwarzen, langen Haare beschrieben hatte, und Gabriel, dessen größter Hit vermutlich »Ruf Teddybär 1-4« gewesen war. Ach nein, das hatte ja Jonny Hill gesungen. Puh. Man hätte ihm ja Vorsatz unterstellen können. Robert war völlig durch den Wind. Er legte etwas von Jonny Cash auf. Cash ging immer. Dann schlurfte er zum Tresen und bestellte sich einen Mexikaner.

Sascha schaute sich im Café um. Hier hatte jemand seinem Faible für Frankreich hemmungslos freien Lauf gelassen. Trotz allem Pariser-Bistro-Schnick-Schnack, den großformatigen Schwarz-Weiß-Fotografien von Charles Aznavour an den

Wänden und Chopins zweitem Klavierkonzert als Begleitmusik versprühte das Chez Charles kein wirklich authentisches Flair. Trotzdem fühlte sich Sascha hier einigermaßen wohl. Man ließ sie in Ruhe ihren Kaffee trinken und nahm nicht weiter Notiz von ihr. Als sie sich eine Haarsträhne hinters Ohr strich, fiel ihr Blick auf einen jungen Typen, der etwas abseits alleine an einem Zweiertisch saß und Grimassen zog, während er geistesabwesend in sein Handy starrte. Hamburg, dachte Sascha. Großstadt. Da laufen die Verrückten frei herum und verstecken sich nicht in den heimischen vier Wänden wie daheim in Föckinghausen. Eine Kellnerin kam an Saschas Tisch und nahm ihre Bestellung auf. Sascha nutzte die Gelegenheit, um sich nach Svenja zu erkundigen.

»Nein, das sagt mir nichts«, antwortete die Bedienung. »Aber ich arbeite hier noch nicht allzu lange, bin gerade erst aus Osnabrück hergezogen. Am besten fragst du mal Charles, unseren Chef, wenn er wieder im Laden ist.« Damit ließ sie Sascha sitzen und verschwand hinter dem Tresen. Kurze Zeit später kam sie zurück und brachte Sascha ihr Omelett und einen zweiten Kaffee, auf den sie sich umgehend stürzte. Sascha aß langsam und überlegte, wie es nun weitergehen sollte. Bloß keine Hektik aufkommen lassen, es wird sich schon etwas ergeben und zumindest hast du hier erst mal deine Ruhe, dachte sie. Das Chez Charles gefiel ihr immer besser. Sie dachte abwesend über ihre Familie nach.

Dann stand plötzlich ein Mann an ihrem Tisch und fragte sie, ob er sich setzen dürfe. Sascha zuckte zusammen und fühlte sich überrumpelt. Aber der Mann sah durch und durch freundlich aus. Ein gemütlicher Nerd mit Brille, Bauch und einem einnehmenden Lächeln. Überhaupt nicht mein Typ, dachte Sascha, aber dennoch fand sie ihn auf Anhieb sympathisch und bot ihm den freien Stuhl an ihrem Tisch an. Der Typ war Sascha schon kurz aufgefallen, als sie das Café betreten hatte. Er hatte mit einer älteren Frau zusammengesessen, die ein Tigerenten-T-Shirt trug. Sascha fand es dämlich, wenn erwachsene Menschen sich mit derartigen Devotionalien dekorierten. Wollten sie zeigen, dass sie tief im Inneren noch jung geblieben waren und sich einen kindlichen Geist bewahrt hatten? Oder wollten sie eine kumpelhafte

Verbrüderung mit der Nachfolgegeneration zur Schau stellen? Aber wer kannte denn noch Janosch und seine beschissene Tigerente?

»Hallo, ich bin Steffen. Entschuldige, dass ich dich einfach so anspreche, aber meine Kollegin Jutta und ich haben dich beobachtet, wie du hier so alleine am Tisch sitzt. Du siehst alles andere als glücklich aus. Kann man dir helfen?« Er legte vertrauensvoll seine Hand auf ihren linken Arm.

Sascha zögerte. Was wollte der Kerl von ihr? Insgeheim musste sie sich allerdings eingestehen, dass sie froh war, sich nicht ganz alleine in dieser Stadt zu fühlen. Sascha schaute den Mann fragend an. Irgendetwas schien an der Sache faul zu sein.

»Jutta«, er zeigte auf die korpulente Frau mit der Tigerente, »und ich arbeiten zusammen als Pfleger im Elim Krankenhaus.«

»Ach, so weit ist alles in Ordnung mit mir«, antwortete Sascha. Lügen konnte sie noch nie gut. »Ich bin nur auf der Suche nach jemandem und komme da nicht richtig weiter.«

»Wen suchst du denn?«, wollte Steffen nun wissen.

»Die Freundin meines Bruders. Die heißt Svenja und soll öfter hier sein. Ihren Nachnamen weiß ich aber leider nicht. Das macht die Suche nicht leichter.« Sascha versuchte ein Lächeln.

»Das sagt mir leider nichts. Aber wenn sie Stammgast ist oder hier mal gearbeitet hat, müsste Charles sie kennen. Dem gehört der Laden und an dem geht nichts vorbei.«

»Ja, das sagte mir die Kellnerin auch schon. Aber dann muss ich wohl morgen wiederkommen. Heute ist der nicht da.«

»Und was machst du sonst so in Hamburg? Du bist doch nicht von hier, oder?«, wollte Steffen nun wissen. Seine offene, herzliche Art ließ Sascha ein wenig auftauen und Vertrauen fassen.

»Stimmt, ich komme aus dem Sauerland. Bald fängt mein Medizin-Studium in Münster an und ich habe gestern spontan entschlossen, vorher noch ein paar Tage nach Hamburg zu fahren.«

»Ach, so ein schlechtes Reiseziel ist Hamburg ja auch nicht. Das kann man schon mal machen. Vor allem, wenn man die kommenden Jahre mit seinem Studium beschäftigt sein wird. Oder willst du dich etwa davor drücken und bist deshalb hierher und nicht nach Münster gefahren?«

»Ernsthaft? Willst du jetzt hier den Psychologen spielen? Ich glaube nicht, dass dich das etwas angeht.« Was mischte sich der Typ hier ein? Saschas Tonfall wurde barsch.

»Hey, kein Problem, ich dachte ja nur«, versuchte Steffen zu beschwichtigen. »Vielleicht können wir ja heute Abend ganz relaxed was trinken. Ich treffe mich jeden Dienstag mit ein paar Arbeitskollegen zum After-Work-Club. Zumindest nennen wir das so. Etwas wirklich Festes ist das aber nicht. Wir treffen uns hier und da auf ein paar Drinks, um mal über etwas anderes als die Arbeit zu reden.«

»Ich will heute Abend ins Karlssons auf den Hamburger Berg«, erwiderte Sascha. Die Idee war ihr gestern gekommen, als sie dort vorbeigegangen war und ihr einfiel, dass Martin oft davon erzählt hatte. Vielleicht könnte sie ja dort etwas über Svenja erfahren.

»Ins Karlssons?«, fragte Steffen ungläubig. »Wer geht denn da noch hin? Und dann auch noch an einem Dienstag?«

»Ernsthaft? Willst du mich jetzt hier belehren, wo man in Hamburg auszugehen hat?«

Steffen schaute sie irritiert an. »Nein, das wollte ich nicht. Das Karlssons ist halt einfach nicht die Bar, in die man dienstagabends so geht. Aber egal, warum nicht? Man muss ja auch mal ungewöhnliche Wege im Leben nehmen«, grinste Steffen. Wie recht er damit hatte, wenn sie an ihren Trip nach Hamburg dachte. »Ok, dann sehen wir uns heute Abend gegen neun im Karlssons. Und lass bis dahin den Kopf mal nicht hängen.« Steffen verabschiedete sich und ging zurück an den Tisch, an dem die dicke Frau mit der Tigerente saß, die er Jutta nannte.

Das waren gleich zwei Fehler auf einmal gewesen. Robert saß im Regionalzug nach Kiel, um von dort aus weiter nach Eckernförde zu fahren. Wer hatte eigentlich den Tarifa erfunden? Der war gefährlich. Sehr gefährlich sogar für Leute, die gerne Espresso und Alkohol trinken. Er verklebte das Hirn mit 43er-Likör und machte hellwach. Robert hatte nach seiner Schicht einfach eine Playlist laufen lassen und sich an die Bar zu den Ewigen gesetzt. Die Ewigen war eine liebevolle Umschreibung für die, die immer da waren.

Er hatte ein paar Bier getrunken und sich zwischendurch die Zeit zuerst mit Mexikanern - Fehler Nummer eins -, dann mit ein paar Tarifa - Fehler Nummer zwei - versüßt. Dann hatte er seine Sachen gepackt und seine Gage im Taxi gleich wieder ausgegeben. Natürlich hatte er zu Hause nicht schlafen können, bis morgens Musik gehört und sich die Geschichten von Menschen, die er kannte oder auch nicht, bei Facebook angesehen. Nach wenigen Stunden Schlaf war er ziemlich übermüdet und verkatert in den Zug gestiegen.

Da saß er jetzt. Er wollte ein paar Tage raus. Den Kopf in den Wind halten und sich von seinem Vater bekochen lassen. Sein Vater arbeitete von zu Hause aus. Er übersetzte Bücher, behauptete er. In Wirklichkeit stimmte das nicht, er übersetzte Mangas. Japanische Comics. Er hatte nicht allzu viel zu tun. Obgleich es beim Übersetzen von Mangas auf eine exakte Auswahl der Worte ankam, wie sein Vater sich immer zu rechtfertigen versuchte. Er sei eine Art Goldgräber. Man suche den ganzen Tag nach Gold und dann fände man einen kleinen Klumpen und die Suche ginge von vorne los. Immerhin übersetzte er seit vielen Jahren und konnte so zwar nur einen kleinen Teil zum Einkommen der Familie beitragen, aber er machte den Haushalt. Robert hatte keine Geschwister, sodass sein Vater sich nur noch um seine Frau und sich kümmern musste. Er war ein leidenschaftlicher Koch und freute sich immer, wenn er eine Person mehr bekochen konnte. Roberts Mutter hatte eine kleine Buchhandlung am Eckernförder Jungfernstieg, in unmittelbarer Nähe zum Strand.

Silke und Michael Schmidt hatten sich während des Studiums der Germanistik kennengelernt und waren viele Jahre in der Weltgeschichte herumgefahren, zumindest erzählten sie das gerne. Einen alten Transit hätten sie gehabt und seien frei durch das Leben gerauscht wie der Wind durch die Blätter der Ahornwälder in Kanada. Vermutlich war es eher der Ostseewind gewesen. Michael hatte alle Erlebnisse an Roberts Kinderbett bis ins kleinste Detail ausgeschmückt, die Fantasie war oft mit ihm durchgegangen. Auf den Fotos von damals sah man ein glückliches Paar an den Stränden von La Gomera, auf Ibiza und in Matala.

Die Geschichte des Kioskbetreibers in dem kleinen kretischen Dorf mit seinen Hippiefelsen hatte er bestimmt an die hundert Mal zum Besten gegeben, so versessen war Robert darauf gewesen. Erzählte Michael sonst gerne von den langen Wanderungen, der Landschaft und den Wesenszügen der Einheimischen, hatte er hier eine echte Krimigeschichte auf Lager. Stereo, so der Name des Kioskbesitzers, war ein freundlicher Mensch, den seine Eltern gleich nach ihrer Ankunft in Matala kennengelernt hatten. Er erkannte die beiden gleich beim zweiten Aufeinandertreffen wieder, was sie beeindruckte, berücksichtigte man die hohe Anzahl von Touristen auf Kreta. Sie trafen ihn täglich und tranken das ein oder andere Getränk mit ihm. Als sie aber eines Tages an der Straße standen, um von Matala nach Pitsidia zu trampen und dort auf dem Markt für die kommenden Tage einzukaufen, bekam ihr Bild vom sonnigen Stereo eine dunkle Färbung. Sie hielten den Daumen in die Luft, doch die Autos fuhren vorbei, ohne dass eines anhielt. Erst nach einer ganzen Weile bremste ein großer schwarzer Wagen. Stereo saß am Lenkrad und hielt sie an, sich schnell hineinzusetzen. Er sei auch auf dem Weg zum Markt. Stereo fuhr mit quietschenden Reifen an und wie ein Wahnsinniger über die kleinen Straßen, sodass Silke schlecht wurde. Auf die Frage, warum er denn so schnell fahre, sagte er etwas von Hitze und Kofferraum. In Pitsidia angekommen, warf er die beiden mit den Worten »Wir treffen uns hier in einer Stunde wieder« förmlich aus dem Wagen und fuhr davon. Michael und Silke waren sprachlos. Sie kamen zu dem Schluss, er müsse Fisch aus Matala für den örtlichen Markt im Kofferraum haben. Dieser dürfte natürlich bei den Temperaturen nicht zu lange dort lagern und so hatte Stereo sich beeilen müssen. Als sie ihre Einkäufe getätigt hatten und am vereinbarten Treffpunkt warteten, sei Stereo aber wieder in höllischer Geschwindigkeit auf sie zugefahren, habe sie eingesammelt und sich auf der Fahrt ständig umgesehen, so als habe er Angst, verfolgt zu werden. Auf die Fisch-Theorie angesprochen, soll Stereo in hysterisches Lachen ausgebrochen sein: »Schokolade, meine Freunde, Schokolade!« Silke und Michael hatten ihm kein Wort geglaubt. In Roberts Kopf war der Kofferraum voller halbautomatischer Waffen, Stereo Teil der griechischen Mafia. Michael gestand ihm erst im späteren Jugendalter, er hege den Verdacht, der Kofferraum sei voller Drogen gewesen. Vielleicht war es wirklich nur Schokolade, dachte Robert, kurz bevor er im Zug hinter Neumünster einschlief.

Diese scheiß Reeperbahn wirkt heute genauso deprimierend wie gestern, dachte Sascha. Was hatten die Leute bloß alle mit dieser Straße, diesem Mythos von St. Pauli? Eine Proleten-Bar reihte sich an die nächste, dazwischen ein paar Theater für seichte Unterhaltung auf der einen Seite, ein paar Clubs und Imbissbuden auf der anderen. Unterhaltung für den anspruchslosen und einfachen Geist. Hier sollte doch niemand freiwillig hingehen müssen, um sich zu amüsieren. Sie machte einen großzügigen Bogen um eine kleine Gruppe Punks, die auf dem Bürgersteig vor einem »Geiz ist geil«-Strip-Schuppen saßen und die Passanten nach Kleingeld anschnorrten. Bühne frei für das tägliche Schauspiel des sozialen Niedergangs, dachte Sascha, aber auch sie war ja Teil dessen. Immerhin zog es sie bereits den zweiten Abend in Folge auf den Kiez. Wieder der Hamburger Berg, nur diesmal hieß ihr Ziel nicht Moon Club, sondern Karlssons. Ob es da auch wieder nur hippe Mischgetränke und Bier aus handgepflücktem Hopfen und Malz mit Bio-Siegel gab? Die Leute auf der Straße tranken alle einfach Bier. Das sollte doch auch in einer Bar möglich sein. Sascha bog in den Hamburger Berg ein. Auf der linken Straßenseite erblickte sie eine Kneipe, über deren Eingang »Zum Goldenen Handschuh« zu lesen war. Gab es nicht ein Buch über diesen Frauenmörder, der hier sein Unwesen getrieben haben sollte? Wie hieß der noch mal? Als Sascha versuchte, einen Blick ins Innere des Handschuhs zu werfen, hörte sie von hinten ihren Namen. Sie drehte sich um und sah Steffen mit drei anderen Jungs aus einer Bar kommen, die Elbschlosskeller hieß. »Du interessierst dich also auch für die echten und ursprünglichen Kneipen von St. Pauli? Leider ist der Handschuh seit dem Roman von Heinz Strunk zu einem Touristenziel geworden. Da hat es sich dann sehr schnell mit der Authentizität. Hier im Elbschlosskeller ist es immer noch so herrlich kaputt und down to earth wie eh und je«, begrüßte er sie.

»Down to earth? Ernsthaft?«, fragte Sascha. »Der Laden liegt ja auch im Souterrain, da ist das nicht allzu schwer.« Steffen und seine Freunde lachten. Sascha lachte nicht. Stattdessen zündete sie sich eine Zigarette an und schaute Steffen ins Gesicht. Dieser zögerte verunsichert und erklärte ihr dann, dass er und seine Jungs schon mal im Elbschlosskeller etwas vorgeglüht hatten, um jetzt mit ihr ins Karlssons zu gehen. Nach dem Real-Life nun etwas Trash-Kultur, so drückte er sich aus. Sascha sah ihn weiterhin nur an und runzelte die Stirn.

»Immerhin hast du das Karlssons doch vorgeschlagen«, sagte Steffen. »Und du weißt schon, dass da dienstags immer Country-Abend ist? Das soll wohl ein besonders ironisch gebrochenes Motto sein. Richtige Country-Fans findet man da nicht. Eher so pseudo-coole Hipster, die das irgendwie witzig finden. Aber ich glaube, selbst die haben da inzwischen den Spaß dran verloren. Mal sehen, was uns erwartet.«

Als sie das Karlssons betraten, schallte ihnen tatsächlich Country-Musik entgegen. Sascha schauderte es. Wer hörte denn so etwas? Ihre Vorstellung von Humor traf diese reaktionäre Redneck-Kacke jedenfalls nicht und ihren Geschmack erst recht nicht.

Das Gleiche galt für den Laden selber. Viel Charme versprühte der nicht. Ein paar gelangweilte Typen hingen am Tresen herum und starrten auf ihre Astra-Flaschen. Immerhin gab es hier stinknormales Bier. Sie ertrugen die Lieder über die Weite der Prärie und Cowboys am Lagerfeuer oder worüber in diesen Country-Songs sonst so gesungen wurde. Selbst der DJ schien nicht wirklich von seinem Set überzeugt zu sein. Jedenfalls schaute er die meiste Zeit apathisch in der Gegend herum und schien die übrigen Gäste gar nicht wahrzunehmen. Im Gegensatz zum Wirt. Der stand wie ein Baum hinter seinem Tresen und reichte zügig eine neue Bierflasche herüber, wenn irgendjemand seine alte ausgetrunken hatte. Der war auf Zack. War das Karlsson? Vielleicht kannte er ja Svenja und vielleicht sogar Martin.

Plötzlich stand Steffen neben ihr und drückte ihr eine Flasche Astra in die Hand. »Super Stimmung hier. Aber du hast es ja so gewollt«, grinste er Sascha an. »Mal sehen, wie lange wir es hier aushalten. Allzu geil finde ich das hier nicht.«

Da hatte er wohl recht. Aber das interessierte Sascha gerade nicht im Geringsten. Sie wollte versuchen, Martin ein wenig nahe zu sein und vielleicht etwas über Svenja in Erfahrung zu bringen. Außerdem durfte man hier im Karlssons rauchen. Das fand Sascha gut. Sie zündete sich bereits ihre zweite Zigarette an und nickte Steffen kurz zu. Dann drehte sie sich zum Wirt um und fragte ihn unverblümt: »Kennst du eine Svenja?«

Der Wirt schaute sie kurz zögernd an. Dann lächelte er aber und antwortete: »Nicht, dass ich wüsste. Aber wenn die so hübsch ist wie du, würde ich sie gerne kennenlernen.«

Sascha schauderte. Was bildete sich dieser fette Sack ein? »Wie plump ist das denn? Ich frage dich höflich nach jemandem und du ziehst mich gleich mit deinen Blicken aus? Was bist du denn für einer?«

»Ach Mädel, bist du mit dem falschen Fuß aufgestanden? Als wenn ich dich ernsthaft angraben würde. Ich kann auch in den Spiegel schauen.« Er lachte laut und herzlich. Sascha beruhigte sich ein wenig. »Also nichts für ungut«, fuhr er weiter fort. »Wer soll denn diese Svenja sein? Und woher sollte ich sie kennen?«

»Das ist die Freundin meines Bruders und ich glaube, die beiden waren öfter mal hier.«

»Mmmh, hast du ein Foto?«

Nein, das hatte Sascha nicht. Zumindest nicht von Svenja. Sie wusste ja selber nicht einmal, wie sie aussah. Sascha zog ihr Smartphone aus der Tasche. »Hier, das ist mein Bruder. Vielleicht kennst du den ja? Von seiner Freundin habe ich leider kein Bild.«

Karlsson musterte das Foto von Martin, schüttelte aber den Kopf. »Nee, den kenne ich nicht, was aber nicht heißt, dass er nie hier war. Hier gehen so viele Leute ein und aus, da kann ich mir nicht jedes Gesicht merken.«

Sascha schaute sich um und ließ ihren Blick über die wenigen Gestalten streifen, die im Karlssons saßen. »Ernsthaft?« Sie zündete sich eine weitere Zigarette an.

»Hey komm, hier ist nicht immer so wenig los wie dienstags bei Robbys Country-Abenden. Am Wochenende steppt hier meistens der Bär.«

Na hoffentlich, schließlich hatte sie Martin mehr Geschmack zugetraut als das, was ihr das Karlssons heute Abend zu bieten hatte. Wahrscheinlich war er auch eher am Wochenende hier, um zu feiern. Wenigstens lief gerade ein Lied, das nicht so furchtbar klang wie die ganze Cowboy-Musik zuvor. Das klang sogar richtig toll. Sie ging rüber zum DJ. »Wer spielt denn da so schön Klavier?«, fragte sie den Typen hinter dem Pult, der ihr irgendwie bekannt vorkam. Aber woher schon? Wahrscheinlich einfach ein Allerweltsgesicht.

»Nick Cave spielt das Klavier eigentlich immer selber«, gab ihr dieser patzig als Antwort zurück. Was für ein Arsch, dachte Sascha. Ich habe doch nur freundlich gefragt. Sie drehte sich um und ging zurück zu Steffen und seinen Freunden an den Tisch. Diese schienen sich bereits zu langweilen. Erst recht, als nach dem Nick-Cave-Song plötzlich Stille im Karlssons herrschte. War der blöde DJ eingeschlafen? Sie drehte sich nach dem Kerl um. Der schien wirklich völlig weggetreten zu sein. Mit einem Mal zuckte er zusammen und drückte auf irgendwelche Knöpfe, bis ein furchtbarer deutscher Schlager ertönte. Das war zu viel. Gemeinsam mit Steffen und seiner Gruppe verließ sie den Laden.

Silke stand an dem Regal mit den Mangas, als Robert die Bücherbucht betrat. »Liest das eigentlich irgendjemand außer Michael?«, fragte er seine Mutter. Ein norddeutscher Ausdruck innigster Liebe, ein Feuerwerk der Freude über das langersehnte Wiedersehen.

»Mag man nicht meinen, aber ja! Es gibt sogar Urlauber, die extra Jahr für Jahr zurückkommen, um hier ihre Sammlungen zu vervollständigen. Zweimal konnte Michael nicht rechtzeitig flüchten und musste Gespräche führen und Autogramme geben. Ach Junge, komm mal her. Schön, dass du da bist.« Silke schloss Robert in die Arme, von dem die Anspannung der letzten Tage plötzlich abfiel. Vielleicht war es der Restalkohol, der ihm die Tränen in die Augen steigen ließ, oder es war die Erkenntnis, dass sein ganzes Leben mal wieder in Trümmern vor ihm lag. Zwar merkte er Silke an, dass sie wirklich wissen wollte, was vorgefallen war, warum Robert seinen Job verloren hatte, doch sie sagte kein Wort.

Nachdem sie sich eine Weile angeschwiegen hatten und die Angst vor einer ausführlichen Konversation immer größer wurde, riss ein Geräusch beide aus der Starre. Palim-Palim. Kundschaft. Silke atmete auf und sofort zeichnete sich ein echtes Lächeln auf ihren Lippen ab, während sie auf den eintretenden Mann zuging, der zielsicher in Richtung Mangas steuerte und fragte: »Sind das die Schmidtschen Übersetzungen hier?«

Robert stellte seine Tasche in die Küche, rief Silke zu, er würde ein wenig an den Strand gehen, und verließ den Laden. Draußen war es kühl und stürmisch. Er lief direkt zum Strand, um diesem dann südwärts zu folgen. Das Wasser war in ordentlicher Bewegung, die Wellen rauschten. Perfekt zum Nachdenken, denn eine Idee, eine Inspiration war jetzt vonnöten. Irgendwas musste Robert ändern. Er musste sein Leben in den Griff bekommen, langfristiger planen. Vier Jahre hatte er bei Warner gearbeitet, vier Jahre, in denen er nicht ansatzweise an den Punkt gekommen war, den er sich gewünscht hatte. Es war nicht möglich gewesen, aus der Buchhaltung in einen spannenderen Bereich zu wechseln. Zwar hatte er viele Kontakte in andere Firmenbereiche aufgebaut, aber die Menschen in der Musikindustrie waren alle unverbindlich. Da gab es keine echten Freunde. Komisch, da sie eigentlich ihre ganze Zeit miteinander verbrachten. Tagsüber bei der Arbeit, abends auf Konzerten und Partys. Verließ aber ein Kollege die Firma, vermisste ihn niemand. Es kamen andere und die Dinge liefen einfach weiter. Robert hatte seine Zeit lieber mit den Ewigen verbracht. Im Karlssons hatte er wenigstens Menschen, mit denen er wohl nicht in den Urlaub gefahren wäre, die ihn aber kannten und die er kannte. Der Alkohol war das Problem. Nun schon zum zweiten Mal. Wenn man schon nicht mit 27 an Drogen stirbt, dann sollte man wenigstens wegen Trinkens den Job verlieren. Nee, das konnte er sich nicht schönreden. Das war durchschnittlich, wie man es auch drehte und wendete. Und Robert wollte nicht durchschnittlich sein.

Aber was sollte er tun? Er hatte nichts, mit dem er ausbrechen konnte, von der Norm abweichen. Er hatte versucht, ein DJ zu werden. Ein Instrument konnte er nicht spielen. Malen, zeichnen, schreiben, nein, Kunst kam für ihn nicht infrage. Als er am Südstrand ankam, war er genauso schlau wie zuvor. Oder leer. Er blieb stehen und schaute auf das Meer. Leer und Meer, dachte er. Dabei ist das Meer doch voll. Voll Wasser. Von außen sieht man nur Wellen und Weite. Aber wenn man hinabtaucht, eröffnet sich ein völlig neues Ökosystem. So wie in ihm. Wenn Robert in sich hineinblickte, und das tat er des Öfteren, dann spürte er Leben, Farben, Feuer. Aber auch viel Schwere. So wie jetzt. Seine Brust war schwer. Dass er noch atmen konnte, war ein Wunder. Er war zu blind, um zu sehen, welche Farben sich in ihm mischten, und er war zu kalt, um das Feuer zu spüren. Nein, er war nicht kalt. Es war kalt. Plötzlich merkte Robert, dass er ordentlich fror. Er zog den Reißverschluss bis oben hin zu und machte sich auf den Rückweg, in das warme Elternhaus.

Lag es an der Schachtel Zigaretten, die Sascha gestern Abend geraucht hatte, oder war dieses komische Astra-Bier schuld daran, dass ihr Kopf so dröhnte, als sie um kurz nach sieben in ihrem Van aufwachte? Sie parkte immer noch neben dem Heiligengeistfeld und wunderte sich langsam, dass niemand von ihr Notiz zu nehmen schien. Kein Ordnungsamtsmitarbeiter und keine Politesse kam sie abmahnen, dies sei kein Campingplatz. Umständlich stieg sie aus ihrem Wagen und zündete sich die erste Kippe des Tages an. Warum auch mit lieb gewonnenen Gewohnheiten brechen? Und warum daher nicht auch gleich wieder zum Frühstücken ins Chez Charles nach Eimsbüttel? Dort musste sie keine großen Überraschungen erwarten. Darauf konnte Sascha heute gut verzichten. Von daher war sie froh, als sie wie am Vortag von Chopins Klavierkonzert empfangen wurde, als ihr Blick auf die Schwarz-Weiß-Fotos von Charles Aznavour an den Wänden fiel. Sie nahm am selben Tisch Platz und glaubte langsam an ein Déjà-vu, als die Kellnerin vom Vortag ihre Bestellung aufnahm. Während Sascha auf ihren Kaffee wartete, blätterte sie desinteressiert durch das Hamburger

Abendblatt, das anscheinend ein anderer Gast auf ihrem Tisch hatte liegen lassen. »Na du? Da bist du ja schon wieder. Charles scheint ja einen neuen Stammgast zu haben.« Neben Sascha stand plötzlich Steffen, der sie freundlich anlächelte. »Und? Hast du die Country-Musik aus dem Karlssons gut verdaut?«

»Es geht so. Auf jeden Fall genieße ich gerade das unaufgeregte Klavierspiel von Chopin.«

»Und du hast Gefallen an Hamburg gefunden und willst hier sesshaft werden?«

»Wie kommst du denn darauf?«, wollte Sascha wissen.

»Warum hast du denn sonst die Stellenanzeigen vor dir liegen?« Er zeigte auf das Abendblatt.

»Oh, das ist Zufall. Ich habe gerade nur so vor mich hingeblättert. Die paar Tage bis zum Studienbeginn will ich mir nicht noch mit Arbeit versauen.« Sascha versuchte ein gequältes Lächeln.

»Du hast also immer noch vor, das Studium anzugehen? Je länger wir uns gestern Abend drüber unterhielten, je mehr hatte ich das Gefühl, du willst das gar nicht wirklich. Und wenn du meinst, das sei doch nicht dein Ding, komm zu uns. Im Elim Krankenhaus suchen wir dringend gutes Personal. Und du bist doch ausgelernte Krankenschwester, oder nicht?«

»So was von ausgelernt. Wer die Ausbildung im Fachkrankenhaus *Kloster Grafschaft* überstanden hat, der schafft es überall«, versuchte Sascha, einen Witz zu machen.

»Klingt ja hart. Wo ist das denn?«

»In Schmallenberg. Sauerland. Meine Heimat. Da habe ich gelernt und die letzten knapp vier Jahre fest angestellt gearbeitet.« Sie zögerte. War das hier schon eine Art Vorstellungsgespräch?

»Das scheint ja eine großartige Qualifikation zu sein. Der Name der Klinik flößt ja schon gehörig Respekt ein.« Steffen legte ihr eine Hand auf die Schulter. »Ich finde, du solltest morgen einfach mal vorbeikommen und dir unseren Laden anschauen.«

Was war das für eine blöde Idee gewesen, nach Hause zu fahren. So verlockend ihm die romantische Vorstellung von Nestwärme auch schien, so ernüchternd war die Realität. Seine Eltern hatten noch nie Wärme zeigen können. Stets hatten Silke und Michael erklärt, Robert solle frei aufwachsen. Sie wollten nur Hilfestellungen geben. Er sollte das Leben selbst erfahren. Irgendwie waren sie genauso halbherzige Eltern, wie sie auch halbherzige Hippies gewesen waren. Ja, sie hatten ihn lieb. Mit Sicherheit. Sie trugen viel Liebe in sich, aber sie hatten keine Ahnung, was Empathie ist. Zumindest nicht in der Praxis, außerhalb ihrer Bücher. Wie Silke vorher schon, so hatte auch Michael die ganze Zeit um den heißen Brei herumgeredet und nicht die Eier gehabt, ihn direkt auf seine Situation anzusprechen. Im Grunde war es Robert recht so, denn auch er hatte keine Lust, darüber zu sprechen. Vielleicht war auch das eine Form von Einfühlsamkeit. Aber er hasste es. Keine Fragen, keine unangenehmen Gespräche. Aber eben auch kein Halt. Alles schwammig. Langsam fing Robert an, sich aufzuregen. Ha! Da war ja doch etwas in ihm. Etwas anderes als Gleichgültigkeit. Aber nein, seine Eltern sollten nicht als Hassobjekte herhalten müssen. Das würde ihnen nicht gerecht werden. Denn auch er liebte die beiden. Und er kam gerne nach Hause, aber ebenso gern fuhr er auch wieder weg. Diesmal hatte er es kaum mehr als zwei Tage ausgehalten. Er war an den Tagen noch unruhiger geworden, als er es zuvor in Hamburg gewesen war und hatte deswegen beschlossen, den Weg zurück in die Hansestadt anzutreten, um dort weiterzusuchen. Nur eines war ihm ziemlich klar geworden: Er musste weniger Alkohol trinken. Zumindest musste er lernen, die Folgetage besser einzuschätzen. Sein Problem mit dem Trinken war gar nicht, dass er regelmäßig trank, sondern eher, dass er, hatte er erst einmal angefangen, nicht wieder aufhören konnte. Da war schnell der nächste Tag vergessen und so war er des Öfteren betrunken zur Arbeit gegangen oder hatte sich krankschreiben lassen. Bei Warner hatte man ihn sogar darauf angesprochen, ob alles ok sei, als er einmal eine Woche lang ausgeschlafen und nüchtern zur Arbeit gekommen war. Das musste sich ändern. Aber nicht heute, heute war Freitag. Er wollte unter Leute und ins

Karlssons gehen. Die Zeit seit dem letzten Dienstag kam ihm wie eine halbe Ewigkeit vor. Außerdem hatte er ja sowieso keinen Job.

Natürlich hatte Sascha Steffen direkt abgesagt. Warum sollte sie sich einen Job in Hamburg suchen, wo sie doch bald in Münster studieren wollte. Und überhaupt hatte sie dafür gerade keinen Kopf. Sie wollte Svenja finden, mehr über Martin und seine Zeit in Hamburg erfahren. Allerdings schien das eine langwierigere Geschichte zu werden. Auch heute konnte ihr im Chez Charles niemand bei der Suche nach der Freundin ihres Bruders helfen. Morgen würde sie es wieder versuchen müssen, da wäre dann der Chef endlich mal persönlich im Laden. Auch wenn Steffen nach Saschas Absage, was den möglichen Job im Elim Krankenhaus anging, schnell klein beigab, so steckte er ihr doch seine Visitenkarte zu. Falls sie es sich anders überlegen sollte.

Als Robert kurz nach halb elf zum Karlssons reinstolperte, war der Laden kaum wiederzuerkennen. Das Wochenende war nicht mit den Dienstagen oder auch Mittwochen zu vergleichen. Das Partyvolk hatte den Kiez fest im Griff. Robert schob ein paar Studenten zur Seite und setzte sich an einen gerade frei gewordenen Platz an der Bar. Die Ewigen hießen ihn willkommen. Im Karlssons war wohl in den letzten Tagen nichts Aufregendes passiert, was Robert nicht weiter verwunderte. Er erzählte von seinem Ausflug an die Ostsee, aber auch da gab es ja nicht wirklich was zu erzählen. Der DJ, der am Wochenende häufig auflegte, spielte erträgliche Alternative-Klänge. Die Besucher tanzten zu elektronischen Beats. Aber auch wenn es voll war, war es genauso öde im Karlssons. »Irgendwie muss ich mal was Neues machen«, sagte Robert zu Michi, der neben ihm saß.

»Das sollte man alle sieben Jahre mal tun«, erwiderte dieser. »Ich mache das auch immer. Alle sieben Jahre wechsle ich die Kneipe! Aber nur für eine Woche. In die anderen kannst du ja nicht gehen. Da kennst du keinen und die sind alle voll versnobt.« Michi hatte nicht verstanden, worum es Robert ging. Besser das Gespräch hier abbrechen, als sich von

Michi volllabern zu lassen. Nachher fing der noch mit seinen Frauengeschichten an. Nicht nur, dass man diese nicht hören wollte, auch kannte Robert sie alle schon in- und auswendig. Vielleicht sollte auch er mal die Kneipe wechseln, aber leider hatte Michi recht. Außer dem Karlssons gab es zwar noch andere Kneipen in dieser Ecke, aber die waren im Grunde nicht anders und die Musik war noch schlechter, selbst an Dienstagen.

Das sieht ja ganz schön modern hier aus, wenn ich das mit dem Fachkrankenhaus in Schmallenberg vergleiche, dachte Sascha. Sie hatte es wirklich gemacht. Als sie erneut in ihrem Van neben dem Heiligengeistfeld aufwachte, fiel ihr Blick auf Steffens Karte, die sie am Abend auf das Armaturenbrett gelegt hatte. Und dann hatte sie Steffen einfach angerufen und ihm gesagt, sie würde sich dieses Elim Krankenhaus mal anschauen wollen. Natürlich rein interessehalber.

Jetzt hielt sie ihren Arbeitsvertrag in der Hand. Es war alles wie ein Film vor ihren Augen abgelaufen. Eigentlich hatte sie nur freundlich gelächelt und immer genickt. Wie eine Marionette. Dann hatte sie einen Kugelschreiber in der Hand und ihre Unterschrift unter den Vertrag gesetzt, den man ihr angeboten hatte. Zack, so schnell kann das gehen, dachte Sascha. Am kommenden Montag würde sie anfangen. Ins Schwesternwohnheim, das natürlich nicht mehr Schwesternwohnheim hieß, konnte sie aber bereits morgen einziehen, um sich ein wenig einzuleben. Vielleicht war das der Grund, warum sie sich auf die Arbeit im Elim einließ, obwohl sie eigentlich studieren wollte. Die letzten Nächte im Van waren doch ganz schön hart gewesen. Sie sehnte sich nach einem richtigen Bett und einer morgendlichen Dusche. Das würde sie im Elim bekommen und musste kaum etwas dafür bezahlen. Außerdem hatte sie das Gefühl, so nicht wieder aus Hamburg abhauen zu können. Sie war auf ihrer Suche nach Svenja keinen Schritt weitergekommen. Und was ihren Bruder an Hamburg so fasziniert hatte, wusste sie auch noch nicht. Natürlich hatte sie erst einmal eine Probezeit. Das bedeutete, auch sie käme kurzfristig aus dem Vertrag heraus, wenn sie doch pünktlich zum Semesterbeginn in Münster sein wollte. Diesen

Plan stellte sie allerdings immer mehr infrage. Im Moment fühlte sie sich psychisch viel zu instabil für ein Medizinstudium in einer fremden Stadt, an einer fremden Uni unter lauter fremden Menschen. Hatte sie wirklich geglaubt, dass sie das einfach so durchziehen könnte? Nach allem, was passiert war? War sie ernsthaft so naiv gewesen?

Das war es. Robert sollte auch mit dem Auflegen aufhören. Wenn schon ein Bruch, dann richtig. »Hey Karlsson! Ich kann nächsten Dienstag nicht. Und den danach auch nicht. Ich glaube, ich brauche mal eine künstlerische Pause.«

»Soso, eine künstlerische Pause, der feine Herr. Und wer vergrault mir dann die Gäste? Am Ende findet man noch raus, dass ich das eigentlich selbst bin, den die Leute nicht ertragen.« Karlsson grunzte wie ein Schwein, vergnügt über seinen eigenen Witz, als Robert von der Seite angesprochen wurde.

»Du bist doch der DJ von letztem Dienstag?« Robert staunte nicht schlecht, als er in das Gesicht der Schwarzhaarigen sah, die sich nach Nick Cave erkundigt hatte. »Entschuldige, ich sage manchmal laut Dinge, die mir durch den Kopf schießen«, stammelte sie und wollte sich umdrehen, als Robert gerade noch etwas einfiel, das er sagen konnte.

»Ja, und du bist die, die Nick Cave nicht kannte?«

»Nick Cave, richtig, das hattest du gesagt. Der würde sein Klavier immer selbst spielen. Unterhaltung ist wohl nicht so dein Spezialgebiet, oder?«

»Nein, irgendwie nicht. Stimmt schon. Und du bist eher so die Kontaktfreudige?«

»Ich? Nee, gar nicht.«

»Aber du hast mich schon zweimal angesprochen.«

»Nein, das stimmt nicht. Ok, einmal vielleicht. Weil mir der Song gefallen hat, den du gespielt hast. Ganz im Gegensatz übrigens zu dem, der danach kam. Das war ja nicht zum Aushalten. Aber gerade habe ich dich nicht angesprochen, da habe ich eher mit mir selbst gesprochen.«

»Ja, nee, ist klar. Du hast ja wohl deutlich zu mir gesagt, ich wäre der DJ von letztem Dienstag. Und übrigens, Dienstag ist Country-Trash-Abend hier, da muss ich solche Songs auflegen. Früher standen die Leute da voll drauf.«

»Ja, früher. Merkst du selbst, ne?« Sie war ganz schön kaltschnäuzig. Aber wieso war Robert eigentlich auch so auf Krawall gebürstet? Sie war süß, süß-zickig. Robert gefiel das auf Anhieb.

»Bier?«, fragte er freundlich und bestellte zwei Jever. Sie stießen an.

»Boah, das ist mir zu herb.«

»Eigentlich ist das mittlerweile voll das Industriebier. Früher war das mal herb, das war eine ganz andere Nummer, da hattest du am nächsten Tag noch einen herben Geschmack im Mund. Du kommst wohl nicht von hier?«

Bam. Punktlandung. Was für ein Übergang in ein richtiges Gespräch. Da konnte nichts mehr schiefgehen.

»Stimmt, ich komme nicht von hier. Aber sag mal, ist das ein Flyer für deinen Country-Trash-Abend?«

»Ja, steht doch drauf: Country-Trash, jeden Dienstag im Karlssons. Für euch an den Turntables: DJ Robby Wesson!«

»Ernsthaft? Turntables? Du hast doch mit dem Laptop aufgelegt. Und du bist also DJ Robby Wesson aus dem Karlssons? Ist das hier eine skandinavische Kneipe, oder was?«

»Skandinavisch?« Irgendwie war das wohl doch kein Selbstläufer. Es sah aus, als wollte sie sich die ganze Zeit umdrehen und gehen. Aber dazu schien sie sich nicht ganz durchringen zu können.

»Na ja, wenn ich das richtig sehe, heißt der Laden Karlssons und du heißt Wesson. 'ne ganze Menge schwedischer Söhne, würde ich meinen.«

»Oh, Sprachwissenschaftlerin?«

»Nein, aufmerksame Zuhörerin.«

»Also das ist eigentlich ein Zufall mit den Namen. Karlsson heißt Karlsson, weil er mal auf einem LSD-Trip auf einem Dach stand und behauptet hat, er könne fliegen. Hat er zum Glück nicht ausprobiert. Aber seitdem heißt er Karlsson. Das erzählt man sich zumindest. Aber frag ihn nicht, ich glaube, er mag die Geschichte nicht so gern.«

»Aha, Lindgren! Sag ich doch: schwedisch!«

»Ja, aber mein Name ist überhaupt nicht schwedisch, der kommt aus dem Amerikanischen, von Smith and Wesson, wie der Revolver!«

»Revolver? Na ja, du schießt ja auch ganz schön los.«

»Ja, ich weiß, der Name ist nicht sonderlich originell, aber ich heiße Schmidt mit Nachnamen und Robby Smith geht ja nicht. Also habe ich mich für Wesson entschieden. Ist ja schließlich ein Country-Abend.«

»Na, offensichtlich war es ein Country-Abend. Robby Schmidt also.«

»Robby mit y.«

»Robby mit y? Ernsthaft? Warum geht Robby Smith nicht? Klingt doch besser als Robby Wesson – und weniger skandinavisch.«

»Weil es dann kein Country ist.«

»Hä? Also das versteh ich jetzt nicht.«

»Meine Eltern sind The-Cure-Fans. Ich heiße Robert, weil wir Schmidt mit Nachnamen heißen. Robert Smith ist der Sänger von The Cure. Damit fällt Robby Smith raus, weil das passt dann ja nicht zum Country-Abend, eher zu einem Grufti-Abend.« Warum musste sie denn bloß auf seinem scheiß Namen rumreiten?

Nun fragte sie wirklich interessiert: »Deine Eltern sind wohl etwas schräg drauf. Laufen die immer ganz in Schwarz rum?« Dabei lächelte sie auch noch so was von unschuldig, dass man ihr das überhaupt nicht krummnehmen konnte. Und na ja, eigentlich war er ja auch selbst schuld. Warum hatte er sich so einen blöden Namen gegeben?

»Wie heißt du denn eigentlich?«

»Sascha.«

»Wie, Sascha? Wie der Schauspieler Sascha Hehn? Ich musste mit meiner Oma immer das Traumschiff gucken. Und ich dachte, du wärst eine Frau.«

»Ach komm, du willst dich doch jetzt nicht bei deinem DJ-Namen über meinen lustig machen? Schönen Dank für das Bier.«

What the fuck? Was war das denn jetzt, fragte Robert sich. Erst zieht sie mich aus und dann lässt sich mich mit heruntergelassener Hose stehen. »Karlsson, gibst du mir einen Mexikaner? Und sag mal, das mit deinem Namen, stimmt das eigentlich mit der LSD-Geschichte?«

Fünf Tage war Sascha nun schon in Hamburg. Sie wollte sich anschauen, welche Orte Martin besucht und wo er sich wohlgefühlt hatte. In erster Linie aber wollte Sascha immer noch Svenja finden. Die Freundin ihres Bruders wurde nach und nach zum Phantom. Ihre Spuren verloren sich im Nichts. Weder im Moon Club noch im Chez Charles und auch nicht im Karlssons hatte sie einen Hinweis auf Svenja bekommen können. Obwohl sie sich dort regelmäßig aufgehalten zu haben schien. Zumindest hatte Martin ihr das erzählt. Sascha beschloss, am Abend noch einmal dieses Karlssons aufzusuchen und sich nach Svenja zu erkundigen. Am Dienstag saßen ja eh nur ein paar Loser am Tresen. Da war es abzusehen, dass die Suche nach Svenja erfolglos verlaufen musste. Heute, am Freitagabend, würde das sicher anders aussehen, dachte sich Sascha, als sie das Elim-Wohnheim verließ, in dem sie gerade ihr Zimmer bezogen hatte. Zumindest hatte sie ihre zwei Taschen und den Rucksack aus dem VW-Bus aufs Bett geworfen. Das Zimmer war klein und spartanisch eingerichtet. Im Vergleich zu den letzten fünf Tagen im Van kam es ihr dennoch wie eine richtige eigene Wohnung vor. Ein Bett, ein Schrank, ein Tisch, zwei Stühle und zwei Regalbretter an der Wand. Über dem Bett hing ein gerahmtes Poster von den Landungsbrücken. Sie war angekommen. In Hamburg, dem Sehnsuchtsort ihres Bruders.

Schon wieder St. Pauli, schon wieder Reeperbahn, schon wieder Hamburger Berg. Doch heute war alles anders. Empfand Sascha den Kiez an den Abenden unter der Woche trostlos und abgewirtschaftet, so erschien er ihr heute laut, bunt und wuselig, aber auch vulgär und proletenhaft. Vielleicht war ja der Freitag Svenjas Abend, an dem sie feiern ging. Vielleicht im Karlssons. Und vielleicht würde heute auch bessere Musik laufen als am Dienstag, als dieses komische Abziehbild von einem DJ aufgelegt hatte. Obwohl, er legte ja nicht mal auf. Er spielte Country von seinem Laptop ab. Und so was nannte sich dann heutzutage DJ. Sascha dachte an die DJ-Nächte ihres Bruders. Wenn Martin hinter dem Pult stand und seine Party-Hits spielte, dauerte es nie lange und jede noch so verschlafene Zelt- und Großraumdisco im Sauerland verwandelte sich in einen Hexenkessel. Und hier auf

St. Pauli? Da standen die Leute lieber cool rum und tranken ihr furchtbares Mate-Zeug. Und hörten beschissene Country-Musik. Sascha musste lächeln und steckte sich eine Zigarette an. Vor ihr leuchtete die Reklame-Tafel einer Fast-Food-Kette.

»Hast du mal 'ne Kippe für mich?« Ein junges Mädchen, vielleicht vierzehn oder fünfzehn Jahre alt mit sehr schlechten Zähnen grinste sie an. »Ich schnorre hier schon den ganzen Tag, habe aber gerade mal ein paar Euro zusammenbekommen, um Bier und etwas zu fressen für meinen Hund zu kaufen.«

»Eine Kippe kann ich dir geben, das Geld wird bei mir selber knapp«, erklärte Sascha und hielt ihr die Schachtel Zigaretten hin. »Du kannst auch gerne zwei nehmen.«

»Ey, voll cool. Danke.« Das Mädchen zog drei Kippen heraus, drehte sich um und sprach den nächsten Passanten an.

Das Karlssons war im Vergleich zum Dienstag kaum wiederzuerkennen. Steffen und seine Kumpel waren zwar nicht da, aber der dicke Wirt stand auch heute stoisch hinter seinem Tresen, gab Getränke heraus und wusch in aller Gemütlichkeit Gläser ab. Und voll war es. Rappelvoll. Ein paar Verlierertypen saßen auch heute wieder an der Bar und starrten auf ihre Drinks, aber daneben drängelten sich unzählige Feierwütige. Cooles Partyvolk, Hipster, Studenten, Szene-Vögel - eine illustre Mischung hatte sich hier zusammengefunden. Sascha ging zum Tresen, um sich bei dem dicken Wirt ein Astra zu bestellen, als sie den Typen neben sich auf dem Barhocker erkannte. Das war doch der Country-DJ vom Dienstag, oder?

Mann, war der Kerl anstrengend, dachte Sascha, als sie sich Stunden später auf ihrem Bett niederließ. Robert Schmidt alias Robby Wesson. Robby mit y. Zuerst fand sie die Unterhaltung mit ihm ja noch ganz lustig und seine schlagfertige, ironische Art gefiel ihr. Mit der Zeit aber wurden ihr die Neckerei und das Palaver zu viel und sie musste sich erst mal auf die Toilette zurückziehen, um kurz durchzuatmen. Als sie sich über dem Waschbecken mit kaltem Wasser das Gesicht gewaschen und dabei versucht hatte, im Spiegel zwischen den ganzen bunten Aufklebern ihren Blick darauf zu fokussieren, war ihr schwindelig geworden. Mit einem Mal hatte sie das alles nicht mehr verkraftet. Viel zu laut, viel zu voll war die Bar, viel zu aufdringlich dieser Robert. Und wie wollte sie da eigentlich Svenja finden? Sascha wusste nicht, wie sie aussah, wer ihre Freunde waren, sie kannte ja nicht einmal ihren Nachnamen. Ihr würde nichts anderes übrig bleiben, als wildfremde Menschen anzusprechen und zu fragen, ob sie irgendeine Svenja kannten. Lieber wollte sie morgen noch mal in diesem Chez Charles nachfragen gehen. Wenn Svenja dort sogar mal gekellnert haben sollte, müsste der Wirt wissen, um wen es sich handelte. Eventuell könnte ihr Steffen dabei behilflich sein, er kannte immerhin Charles. Wie dem auch war, Sascha hatte aus dieser Bar rausgemusst, nach Hause, ihr neues, unter die Decke schlüpfen, das Licht ausmachen und an nichts mehr denken. Sie hatte nicht weiter unter all den gut gelaunten Nachtschwärmern stehen und an Martin und Svenja denken wollen. Vor allem hatte sie sich nicht noch weiter von diesem Robert vollquatschen lassen wollen. Als Nächstes hätte er ihr noch erzählt, bei welchem Lied von The Cure ihn seine Eltern in welcher Stellung gezeugt hatten. Und so hatte Sascha das Karlssons auf direktem Wege verlassen. Robert hatte sie mit einem anderen Typen an der Bar reden sehen und kurz daran gedacht, sich wenigstens von ihm zu verabschieden. Doch sie hatte den Plan verworfen. Sie hatte keine Lust auf dieses »Bleib doch noch, warum willst du denn schon gehen, einen Drink noch« gehabt. Vor der Tür auf dem Hamburger Berg hatte sie tief durchgeatmet und sich eine Zigarette angezündet. Ein Spaziergang nach Eimsbüttel, in ihr neues Zuhause, würde ihr guttun.

Jetzt lag sie also in ihrem neuen Bett und hatte zum ersten Mal in dieser Woche das Gefühl, angekommen zu sein. Montag würde sie ihren neuen Job anfangen, Svenja würde sie irgendwann auch noch finden und dann könnte sie endlich mit ihr sprechen. Über Martin und ihre Beziehung zu ihm. Über ihre Eltern. Über das Sägewerk. Über das Schicksal. Über das Leben. Über den Tod.

Kapitel 2

Gruß dir, glücklich Volk! Es flammen
Deine Scheiter hell vor mir,
Und zu andrer Zeit zusammen
Zög ich weiter fort mit dir!

Als Robert zur Mittagszeit aufwachte, war es draußen dunkel, ungemütlich und total verregnet. Er musste an seinen Onkel denken, der mal eine Zeit im Ruhrgebiet verbracht und da komische Wörter aufgeschnappt hatte, die er immer wieder zum Besten geben musste. Sein Onkel hätte sich jetzt vor dem Fenster inszeniert und laut ins Leere gerufen: »Boah, is dat uselig da draußen!« Ein »Boah« gehörte wohl dazu, wenn man Leute aus dem Ruhrgebiet imitierte. Aber die reden da ja wirklich so, erinnerte sich Robert. Er war mal mit seinem Onkel im Duisburger Zoo gewesen. Da waren sie vor einem großen Terrarium gestanden, in dem eine ausgewachsene Königsboa zu sehen war, neben ihnen ein etwa zehnjähriger Junge mit seinem Vater. Der Junge stand mit offenem Mund vor der Schlange und sprach voller Ehrfurcht für das riesige, königliche Tier ein zutiefst bewunderndes »Boah, wat'n Boller!« aus. Und so fühlte sich gerade auch Roberts Kopf an. Da bollerte es, was das Zeug hielt. Natürlich war es nicht bei dem einen Mexikaner geblieben und als er sich auf den Heimweg gemacht hatte, war es schon hell gewesen. Die Vögel waren schon wach und er hatte ihrem morgendlichen Gesang auf dem recht langen Weg zugehört. Immer wieder hatte er an Sascha gedacht und sich geärgert, dass er unfähig gewesen war, ein normales Gespräch zu führen. Gestern noch hatte er sie zum Teufel geschickt. Schließlich war sie es ja gewesen, die ihn geärgert hatte. Aber während er in seinem Bett leise vor sich hin jammerte und versuchte, sich an Details zu erinnern, wurde ihm klar, dass er es anders hätte anfassen müssen. Hatte er aber nicht und nun war es zu spät dafür. Er kannte nur ihren Vornamen und wusste, dass sie nicht von hier kam. Die Chancen, sie wiederzusehen, sah er als recht gering an, zumal sie irgendwann einfach gegangen sein musste, ohne sich zu verabschieden. Er war ihr sichtlich egal gewesen. Warum auch hätte es anders sein sollen. Wieder ein Punkt auf der Liste, die ihm zeigte, warum er sein Leben ändern musste. Er wollte nicht mehr DJ Robby Wesson sein, nicht mehr für blöde Witze herhalten müssen. Er wollte ernst genommen werden. Das war vielleicht eine Richtung. Aufhören mit den Besäufnissen und irgendetwas Ernsthaftes machen. »Ernsthaft?«, hatte Sascha immer gefragt. Das war ziemlich niedlich gewesen. Niedlich? Nein, niedlich war sie nicht. Sie hatte etwas Ernsthaftes an sich gehabt, aber auch etwas Suchendes.

Boah, war ihm schlecht. Er sollte ernsthaft mal was essen. Erst mal wieder zu Kräften kommen, einen Kaffee trinken. Das war eine gute Idee. Robert schälte sich aus dem Bett, schaltete seine Espressomaschine ein und ging duschen. Unter der Dusche kamen plötzlich andere Erinnerungen an den Abend hoch. Er konnte den Verlauf nur schwer rekonstruieren, aber irgendwie hatte er sich breitschlagen lassen, wenigstens am nächsten Dienstag noch einmal aufzulegen. Ja, die Flyer, die waren es gewesen. Karlsson hatte rumgeheult, er hätte extra Flyer drucken lassen und nun wolle Robby ihn hängen lassen. Das würde so nicht gehen. Sie hatten sich darauf geeinigt, Robert solle noch einmal auflegen und wenn dann trotz der Flyer niemand käme, würde Karlsson ihn in Ruhe lassen. Aber das eine Mal sollte er es versuchen. So viel zu den guten Vorsätzen. Immerhin hatte Karlsson noch einige Runden geschmissen, was Robert gerne angenommen hatte. Karlsson wusste, wie er ihn bestechen konnte. Nun gut. Er hatte gerade nichts Besseres zu tun, also würde er noch einmal einen Country-Trash-Abend machen und dann die Nadel an den Nagel hängen. Und den Namen.

Draußen war es etwas heller geworden, als Robert den Kaffee in der Hand hielt. Der tat gut und duftete, als würde ein neues Abenteuer vor ihm liegen. Aber der Tag war zur Hälfte vorbei und ein Abenteuer in weiter Ferne. Robert haute vier Eier in die Pfanne und bereitete sich ein herzhaftes Frühstück zu, das das Mittagessen einschloss. Danach legte er sich aufs Sofa und dachte über seine Zukunft als Mensch mit ernsthaften Interessen nach. Der Kopf war noch immer zu schwer, um ein Buch in die Hand nehmen zu können. Es war vergebens. Oder könnte er doch von heute auf morgen sein Leben komplett verändern und sich der Kunst öffnen? Irgendwie hatte er das Verlangen danach. Musik, Literatur, Kunst, so was. Etwas Interessantes. Irgendwas worüber man reden, womit man sich beschäftigen und mit dem man auch noch Geld verdienen konnte. Ach, hätte er doch gleich eine vernünftige Ausbildung gemacht. Kunsthandwerk oder so etwas. Vielleicht ein zweiter Bildungsweg? Nein, nein, nein. Das war alles nichts. Robert musste sich inspirieren lassen, unter Leute gehen, reden, fragen. Was gab es für einen Weg, von dem er noch nichts wusste?

Für einen Kantinenkaffee schmeckte das Zeug hier gar nicht mal so schlecht. Nicht so gut wie im Chez Charles, aber immer noch deutlich besser als der in der Klinik in Schmallenberg. Sascha mochte die Bitterkeit des Kaffees, eigentlich egal durch welche Maschine oder welchen Filter dieser gejagt wurde. Wach machen und anregen sollte er. Dann war der Zweck doch erfüllt. Ihr gingen diese Kaffee-Nerds gehörig auf die Nerven. Meine Güte, reichte es nicht, dass um Wein seit jeher so ein Bohei gemacht wurde? Jetzt also auch um Kaffee, die richtige Bohne, die Röstung und dann natürlich die Hardware. Kaffeeautomaten so groß wie Waschmaschinen gehörten ja inzwischen zur Standardausrüstung jedes Cafés oder Restaurants. Das fand Sascha ja noch ok, aber wenn sich jeder Depp nun auch daheim so einen Kaffee-Ferrari hinstellte und zu jedem dort aufgebrühten Kaffee einen Vortrag hielt, wollte sie nur noch kotzen. Bei ihr im Sauerland konnte man das gleiche Phänomen im Sommer in all den Vor- und Kleingärten beobachten, wenn es um einen Grillabend ging. Kohle rein, Anzünder dazu und dann Würste auf den Rost – das war einmal. Heute sahen die Grills der Leute dort aus wie Einbauküchen.

Was für ein Bullshit, dachte Sascha und aß ein Stück ihres Franzbrötchens, das sie zum Kaffee bestellt hatte, um in der Cafeteria des Elim die Unterlagen durchzugehen, die ihr nach der Unterzeichnung ihres Arbeitsvertrages in die Hand gedrückt worden waren. So ein Franzbrötchen hatte Sascha noch nie gegessen, nicht einmal gewusst, dass es existierte. War wohl ein Hamburg-Ding. Aber warum dann Franz? Da dachte man an französisches Gebäck oder an irgendeinen österreichischen Kaiser. Aber doch nicht an Hamburg. Sie würde Steffen mal fragen, was es damit auf sich hatte. Schließlich sollte sie sich mit den kulinarischen Gepflogenheiten ihrer neuen Heimatstadt vertraut machen. Wahrscheinlich würde sie auch mal so ein Labskaus essen müssen. Es schüttelte sie bei dem Gedanken, die Fotos, die sie von diesem Zeug gesehen hatte, fand sie alles andere als appetitanregend. Aber gut, es hätte sie auch in die Pfalz verschlagen können, wo sie dann Bekanntschaft mit gefülltem Saumagen hätte machen müssen. Es geht immer noch schlimmer.

Steuerberater« und »Kultur«, das waren die Stichworte, mit denen Robert am Samstagnachmittag vor dem Rechner saß und recherchierte. In Hamburg gab es eine Menge Steuerberater für Künstler und Leute aus verschiedenen kulturellen Bereichen. Es gab sogar einen Steuerberater, der Comics zeichnete. Aber zeichnen konnte Robert nicht. Irgendwann kam er zu einem Inserat für Fotografen. Fotografie! Das konnte Robert. Er hatte damals in der Schule einen Fotokurs mitgemacht und die alte Kamera besaß er immer noch. Robert hob den Kopf und schaute auf das große Foto über seinem Sofa, das er damals mit dieser Kamera gemacht hatte. Sie waren in der Oberstufe für eine Woche nach Norwegen gefahren und dort hatte er für die Schülerzeitung fotografiert. Das Bild zeigte einen Fjord im Nebel. Es war eine Schwarz-Weiß-Fotografie, aber auch wenn Robert einen Farbfilm gehabt hätte, wären auf dem Bild wohl nicht mehr Farben zu sehen gewesen, so dunkelgrau und schneeverhangen war dieser Tag gewesen. Er erinnerte sich, wie er die Kamera nach der Fahrt wieder hatte abgeben sollen und seinem Kunstlehrer auch glaubhaft versichert hatte, er habe dies bereits getan. So sicher war er sich, dass er auch seinen Lehrer davon hatte überzeugen können. Als er mit dem Abitur fertig war und das elterliche Haus zum ersten Mal verlassen wollte, fand er beim Ausräumen seiner Sachen eben diese Kamera unter seinem Bett wieder. Das war ihm ziemlich peinlich, aber nun war sie schon mal da, also nahm er sie auch mit. Sie war seitdem ein treuer Begleiter in Roberts wenigen Urlauben. Zwar hatte er sich ein weiteres Objektiv gekauft und auch ein Blitzgerät, aber an die Kunst hinter der Kunst hatte er sich nicht herangetraut. Viel zu aufwendig war es ihm erschienen, seine eigenen Abzüge in einer nicht vorhandenen Dunkelkammer zu machen. Neulich hatte ein Bekannter ihm erzählt, er habe seine alte Kamera wieder herausgeholt und sich im Internet ein Set zur Entwicklung von Schwarz-Weiß-Filmen bestellt. Getrieben von der besten Idee seit Jahren, machte er sich auf den Weg nach Altona. Dort gab es einen größeren Laden, der samstags bis 18 Uhr geöffnet hatte.

Als er wieder zu Hause ankam, durchflutet von Tatendrang, war er zunächst darüber erschüttert, wie er sich das alles hatte aufschwatzen lassen. Aber das war sein neuer Weg. Fest entschlossen, etwas Ernsthaftes zu tun, packte er die Gerätschaften aus und dachte darüber nach, wie er aus dem Badezimmer seiner kleinen Wohnung eine Dunkelkammer machen konnte. Das war auf der einen Seite nicht schwierig, da sein Bad kein Fenster hatte, und doch musste einiges umgeräumt und umgebaut werden, um Platz zu schaffen. Glücklicherweise hatte er eine Badewanne. Über diese konnte er eine Platte legen und so einen Arbeitstisch bauen. Das wird zwar mit dem Duschen dann schwierig, aber wir Künstler haben es ja nicht leicht, identifizierte er sich mit seiner neuen Berufung. Doch das konnte alles warten. Vor dem Entwickeln kommt das Fotografieren.

Nach drei Stunden hatte Sascha alle Jobanweisungen, Klinikinformationen, Arbeitspläne und Hausordnungen für ihre neue Stelle gelesen. Der Himmel vor den Fenstern der Cafeteria war etwas heller geworden, es hatte aufgehört zu regnen. Sascha beschloss, sich ihre neue Heimatstadt genauer anzuschauen. Als Neu-Hamburgerin konnte sie sich ja mal einem klassischen Touristenprogramm hingeben. Viel hatte sie ja außer dem Kiez und Eimsbüttel noch nicht gesehen. Vielleicht würde sie sogar ein paar Fotos machen. Nur keine Selfies, diese Selbstinszenierung war ihr zuwider. Sie würde es machen wie alle Hamburg-Besucher. Vielleicht würde sie das auf andere Gedanken bringen. Sie musste versuchen, auch wieder an sich denken und nicht nur an Martin und Svenja. Das würde sich schon noch ergeben.

Sascha verstand einfach nicht, was Martin an Hamburg so fasziniert hatte. Hunderte von Touristen schoben sich um die Alster und über den Jungfernstieg und fotografierten überall drauflos, als würde die Stadt morgen keine Motive mehr übrig haben. Und dann der Rathausmarkt. Da konnte das Rathaus selbst eine noch so schöne Kulisse sein, davor tummelte sich der geballte Irrsinn. Besoffene Männer fegten grölend die Scherben ihrer Kumpel weg, noch betrunkenere Junggesellinnen quatschten ungeniert jeden und jede an, die nicht schnell genug fliehen konnte, und zu guter Letzt überfluteten Reisegruppen rüstiger Senioren den Platz, die voller Wonne die Schwäne auf dem Wasser mit ihren für die dritten Zähne zu hart gewordenen Brotkrumen fütterten. Sascha musste dringend wieder hier weg. Zurück in die sicheren Wände ihres Zimmers im Elim Krankenhaus.

Seine Kamera war eine alte Praktica aus den 80er Jahren. Das Objektiv, das er in der Schule dazu bekommen hatte, war ein ordentliches von Carl Zeiss. Ein 50-Millimeter-Ding, welches radioaktiv verseucht war und dadurch einen herrlich gelblichen Stich in den Fotos hinterließ. Nun mussten aber erst einmal vernünftige Motive her. Oder sollte er konzeptionell an die Sache gehen? Was konnte er sehen, was andere nicht sehen konnten? Was wollte er zeigen? Ganz so einfach konnte es ja nicht sein, sonst würde ja jeder Fotograf werden. Er verdrängte die Selbstzweifel, packte seine Kamera ein und machte sich auf den Weg in Richtung Kiez.

Man kann ja das eine mit dem anderen verbinden, dachte er sich und öffnete zum dritten Mal in dieser Woche die Tür vom Karlssons. »Na, Robby, haste dich selbst gefunden?«, blökte ihm Michi entgegen und Robert überlegte, ob er sofort wieder gehen sollte. Nein, genau das war es, was er einfangen wollte. Die Öde, die Tristesse eines von Vorstädtern so geliebten, angeblich bunten Hamburger Kiezabends.

»Ja, habe ich und du bist gleich Teil davon!«

»Mach mir mal bloß keine Angst, min Jung!«, polterte Michi.

Robert holte seine Kamera hervor und berichtete Michi von seiner neuen Idee.

»Oho, der feine Herr macht jetzt wohl in Kunst?« Karlsson konnte sich einen Kommentar nicht verkneifen.

»Tut mal so, als wäre ich nicht hier und lasst mich mal machen.«

»Ohne dich ist es aber viel langweiliger, Robby.« Das war ja fast eine Liebeserklärung, die Michi da mit ernster Miene von sich gab. Also gut. Erst mal mit den Jungs etwas trinken und dann zur Arbeit übergehen. Das Karlssons war nicht besonders voll und der heutige DJ machte seine Arbeit anstandslos. Elektronische Beats wummerten durch den Raum, aber immer von Gitarrenwänden begleitet. Irgendwann hatten die Anwesenden das kleine Ding in Roberts Hand vergessen und er konnte seinem neuen Hobby nachgehen, ohne dass sich jemand beschwerte. Im Januar hatte er eine Corbijn-Ausstellung besucht und war nachhaltig von den Porträts seines neuen Vorbildes beeindruckt. Robert machte, bedacht auf die begrenzte Anzahl an Bildern eines Filmes, Fotos von seinen Freunden, den Gesichtern der Nacht. Zwei Filme hatte er dabei, die er komplett verschoss. Während er seiner neuen Leidenschaft nachging, kam ihm auch ein Motto für diese Reihe in den Sinn. Er wollte seine ersten Fotos unter das Stichwort »Schatten« stellen. Das war zu einer Hälfte Notwendigkeit, denn vieles schien ihm schon während des Fotografierens eindeutig zu dunkel, zur anderen Hälfte aber war es sein Konzept. Ob dann zu Hause in seiner Kammer auch zutage kommen würde, was er des Nachts festzuhalten versuchte, blieb abzuwarten.

Im Elim angekommen, lief Sascha direkt Steffen in die Arme, den sie seit ihrem Einzug ins Schwesternwohnheim nicht mehr gesehen hatte, obwohl er ja auch dort wohnte. »Hast du dich schon ein wenig eingelebt? Montag geht es mit deiner ersten Schicht los, oder?«, begrüßte er sie.

»Ja, so langsam. Ich habe mich schon durch diese ganzen Unterlagen gekämpft, die ich zusammen mit meinem Arbeitsvertrag bekommen habe. Ich denke, das wird hier nicht groß anders sein als in meinem alten Job im Sauerland. Kranke sind doch überall gleich.« Sascha rang sich ein Grinsen ab.

»Na, wenn du meinst.« Steffen lachte, sein voluminöser Bauch bebte und seine Wangen blähten sich auf. Er ist wirklich ein großer, dicker Teddybär, dachte Sascha, den kann man ja nur gernhaben. Sie war froh, Steffen bei ihrem ersten Besuch im Chez Charles kennengelernt zu haben. Er war wohl zu so etwas wie Saschas erstem Freund in Hamburg geworden. Wahrscheinlich ist wirklich etwas an dem Klischee dran, dachte Sascha, dass schwule Männer die besten Freunde einer Frau sein können. Dass Steffen schwul war, hätte er ihr am Dienstagabend im Karlssons gar nicht zu erzählen brauchen. So freundlich und liebevoll hatte sich ihr noch nie ein Hetero-Mann genähert. Daher fühlte sie sich wohl auch von Anfang an nicht plump angebaggert. Sie hatte wirklich das Gefühl, hier sorgte sich jemand um sie. Ganz ohne Hintergedanken. »Möchtest du heute Abend mit mir und ein paar Freunden ausgehen und Hamburgs Nachtleben noch besser kennenlernen?«, fragte er sie nun.

»Eigentlich wollte ich es mir heute Abend in meinem Zimmer gemütlich machen. Aber vielleicht hast du recht. Vielleicht sollte ich Hamburg besser kennenlernen. Zumal am Montag der Ernst des Lebens anfängt. Was wollt ihr denn machen?«

»Im Grünen Jäger in der Schanze ist heute 90s-Party. Dazu kann man wunderbar abhotten. Glaub mir, da wirst du deinen Spaß haben.«

Schatten lagen über Hamburg, als Robert am Sonntagvormittag das erste Mal die Augen aufmachte. Die Sonne blinzelte hinter dicken Wolken hervor, Robert hinter seiner Decke. Wenn mir jetzt nur jemand einen Kaffee bringen würde, dachte er und atmete in Gedanken eine frische, starke italienische Röstung ein. Da sich aber niemand anderes finden ließ, fand Robert sich selbst zunächst vor der Kaffeemühle, dann vor der Siebträgermaschine wieder. Er bereitete den leckersten doppelten Espresso zu, den er sich im Augenblick vorstellen konnte. Als dieser vor ihm auf dem Tisch stand, roch er wie ein Wald im Morgengrauen, wenn der Nebel noch über der Landschaft liegt und die ersten Sonnenstrahlen des Tages versuchen, den feuchten Boden des Waldes zu trocknen.

Robert duschte, zog sich an und holte vier Rundstücke vom Bäcker. Eigentlich hätte eines gereicht. Aber es war ihm peinlich, nur ein Brötchen zu kaufen. Zum Einen kam er sich komisch vor, wenn er die Bäckereifachverkäuferin bei ihrer Arbeit unterbrach, nur um sich ein kleines, läppisches Brötchen geben zu lassen, zum Anderen kauften hier sonst nur Paare oder Familien ein. Da kam man sich dann einsam vor, kaufte man nur eines. Am Ende würden die Leute noch anfangen zu reden: »Da, der, hast du den gesehen? Der hat wohl keine Freundin. Muss ein ziemlicher Versager sein.« Heute würden die Leute keinen Grund zum Reden haben. Heute hatte er etwas vor.

Zurück in seiner Wohnung überlegte Robert, ob er sich im Internet informieren sollte, wie er mit seinen neuen Gerätschaften zur Filmentwicklung umgehen sollte, oder ob die beiliegenden Anleitungen ausreichend waren. Ach was, Überraschungseier baute man auch ohne Anleitung zusammen. Robert hatte früher sogar einen Lego-X-Wing ohne Anleitung zusammenbauen können, zumindest wenn er es vorher schon ein, zwei Mal mit getan hatte. Er packte die Entwicklungsdosen und Chemikalien aus dem Karton aus und wusste sofort, ohne Anleitung geht hier gar nichts. Also erst mal einen zweiten Kaffee und ein Brötchen zur Stärkung und dann im Netz geforscht. Dort stieß er auf eine Seite, auf der sehr ausführlich beschrieben war, wie ein Film entwickelt wird. Das war umständlich. Und dann sollte man auch noch genau arbeiten. Der Schreiber verglich das Entwickeln eines Filmes mit Kochen. Kochen war nichts für Robert, das hatte er von seiner Mutter geerbt. Dennoch quälte er sich durch die Beschreibung und blickte immer wieder erlebnishungrig auf die Chemikalien. Ihn packte ein ungeahnter Tatendrang und er fing einfach an, den Film, so wie beschrieben, zu entwickeln. Immer wieder durchfluteten warme Ströme von Zufriedenheit seinen Körper. Jeder Arbeitsschritt ging ihm leicht von der Hand in Vorfreude auf das bald sichtbare Ergebnis. Sichtbar … Halt, irgendetwas stimmte nicht. Was mache ich denn mit dem Film, wenn er entwickelt ist, fragte sich Robert und blickte nervös in seiner kleinen Wohnung umher. Dann durchforstete er sein Hirn auf der Suche nach dem, was er vergessen hatte. Wie bekam er denn die Fotos auf das Papier? Mist, dafür brauchte er ja richtiges Equipment. So langsam verstand er, was der freundliche Verkäufer im Laden ihm zu erzählen versucht hatte. Robert war so auf sein neues Hobby fixiert und in Gedanken mit Motiven beschäftigt gewesen, dass die Ausführungen des sachkundigen Mannes ihm einfach zu umfangreich gewesen waren. Er hatte nicht zugehört, dabei hatte dieser sich trotz eines recht vollen Ladens von Roberts Enthusiasmus anstecken lassen und ihm Geschichten von seiner eigenen Dunkelkammer erzählt.

Robert betrachtete seine ersten selbstentwickelten Negative und sofort kam die Freude über seine Arbeit zurück. Da waren ein paar ganz brauchbare Aufnahmen dabei, befand er. Ein Negativ zeigte Karlsson beim Bierzapfen, wie in der Werbung. Er war von der Seite zu sehen, blickte grimmig und der Empfänger des Bieres war von der Zapfsäule verdeckt. Er steht auf der Schattenseite der Gesellschaft, bog Robert sich sein Thema auf die Abbildung zurecht. Ein anderes Negativ zeigte Michi zu späterer Stunde, wie er, den Kopf auf dem Tresen liegend, eine kurze Verschnaufpause einlegte. Sein Gesicht war von den Schatten leerer Flaschen verdunkelt. Das war Roberts Lucky Shot. Damit konnte er rausgehen. Er hängte die beiden fertig entwickelten Negativfilme vorsichtig mit einer Wäscheklammer zum Trocknen auf. Dann setzte er sich wieder vor den Rechner und las weiter, wie man das Negativ auf das Fotopapier zu bringen hatte. Ein Vergrößerer und weitere Chemikalien mussten her. So was kann man auch gebraucht kaufen, entschied Robert und durchsuchte die lokalen Kleinanzeigen. Er fand eine Anzeige für ein ganzes Set mit allem drum und dran. Die Chemikalien seien schon geöffnet, aber noch nicht abgelaufen.

Robert wählte die angegebene Telefonnummer und vereinbarte einen Besuch noch am selben Tag.

Er hatte sich mit dem Verkäufer in dessen Garage verabredet. Die Adresse war schnell gefunden. Robert trat ein und rief: »Hallo?«

»Hey«, kam es zurück. »Ich bin Tom, du bist wegen des Vergrößerers hier?«

Robert bejahte und ihm wurde das Gerät vorgeführt. Tom gab seine Liebe zur Fotografie und zur Musik sehr ausführlich kund und bat Robert nach der Begutachtung in sein Haus, um den Papierkram zu erledigen. In Toms Treppenhaus hingen lauter Fotos von bekannten Rockstars aus den 80ern an der Wand. Alle waren mit Autogrammen versehen und eingerahmt. Daneben hingen verschlissene Schlagzeugbecken, Trommelfelle und sogar eine Gitarre mit einem Echtheitszertifikat. »Die hat mal Hannes Bauer gehört«, schwärmte Tom ungefragt, den Blicken Roberts folgend. Dann gab es ausführliche Erklärungen zu allen Trophäen, die der Sammler ausgestellt hatte. Roberts Interesse galt einzig seiner neuen Errungenschaft, doch das war Tom ziemlich egal. Als sie an einer kleinen Abstellkammer angekommen waren, wies Tom Robert an, ihm hinein zu folgen. Er habe dort alle Unterlagen.

Tom erklärte, er dürfe wegen seiner Frau im Haus nicht rauchen, aber in der Kammer sei es ihm gestattet und so schloss er die Tür und steckte sich eine an. Dann suchte er nach der Bedienungsanleitung und dem alten Kaufvertrag, den er Robert unbedingt mitgeben müsse, denn dieser Vergrößerer habe einmal Thomas Henning gehört. Robert kannte Herrn Henning nicht und nach Toms dritter Zigarette wurde ihm langsam schlecht.

»Ich müsste dann jetzt auch mal los«, versuchte Robert, sich aus der Situation zu retten. Tom war die Enttäuschung deutlich im Gesicht abzulesen. Er müsse aber noch den Kaufvertrag aufsetzen und ob man sich die Zeit nicht mit einem Bierchen verkürzen wolle. Sonntagnachmittag mit einem Schwätzer Bier zu trinken, während zu Hause die Negative trockneten, war bestimmt nicht das, was er wollte. »Na gut, ein Bier, aber dann muss ich auch los!« Es wäre unhöflich gewesen, das Bier nicht anzunehmen. Tom trennte sich anscheinend von einem seiner Schätze und es schien ihm schwerzufallen. Er habe früher einmal viele Fotos gemacht, sei aber davon abgekommen. Momentan wolle er lieber an seinem neuen Album arbeiten. Ob Robert schon mal was von Tom Driftwood gehört habe? »Nein«, musste dieser zugeben.

»Oh, dann hast du bestimmt kein Interesse an deutschsprachigem Country? Sonst hättest du mich bestimmt schon mal im Radio gehört!«

Robert war jetzt wirklich schlecht. Ob das an Toms fünfter Kippe, dem nachmittäglichen Bier oder an Roberts Country-Vergangenheit lag, die ihn einzuholen drohte, konnte er nicht sagen. »Hast du denn schon mal was von DJ Robby Wesson gehört?«

»Nee, bist du das? Dann musst du unbedingt meine neuen Demos hören. Ich habe alle Instrumente selbst eingespielt!« Die Begeisterung kannte keine Grenzen und schon dröhnte aus den Lautsprechern des Computers ein unerträglicher Gesang zu sehr schlechten Midi-Schlagzeug-Sounds und fürchterlichen Ricky-King-Gitarren:

Zu Hause, das ist, wo dein Weg dich hinführt.
Zu Hause, das ist, wo es deine Seele berührt.
Drum atme die Wiesen und atme den Fluss,
Bevor du wieder zur Arbeit hinmuss.

»Ja, so fühle ich mich auch manchmal, wenn ich bei meinen Eltern zu Hause bin«, heuchelte Robert Interesse, um dann darauf zu drängen, den Kaufvertrag endlich fertig zu machen. Tom, der nun beseelt von dem vermeidlichen Kompliment zufrieden auf seine Arbeit blickte, füllte einen vorgefertigten Vertrag aus und fing hysterisch an zu kichern, als er seinen Namen und seine Adresse in die dafür vorgesehenen Felder eintrug.

»Ja also, ich heiße nämlich Thomas Treibholz … Verstehste?«

Robert verstand. Es war wirklich allerhöchste Zeit zu gehen. Er bestellte sich ein Taxi und ließ sich samt seiner neuen Errungenschaften nach Hause fahren.

Entdeck the Dreck«, was für ein bescheuerter Name für eine Partyreihe, dachte Sascha, als sie vor dem Grünen Jäger am Neuen Pferdemarkt auf Steffen und seine Jungs wartete. Aber das Plakat zum heutigen Abend gefiel ihr, zeigte es doch ein selten blödes Fotos von Alf und der Tanner-Familie. Das Publikum, das vor der Kasse Schlange stand, hatte mit Trash und Dreck auf den ersten Blick nicht viel zu tun. Das waren ähnlich coole Leute wie gestern Abend im Karlssons. Hipster mit Craft-Bier und Mate in der Hand. Sascha glaubte, auch hier nicht dazuzugehören, kein Teil der Szene zu sein. Aber das machte nichts, es würde sich bestimmt ändern, wenn Steffens Gang auftauchte. Die erschien Sascha im Vergleich zu den Szene-Typen herrlich bodenständig und natürlich.

»All That She Wants« – der ganze Club war aus dem Häuschen. Überall waren Arme in der Luft und lachende Gesichter zu sehen. Auch Sascha, Steffen und seine Freunde sprangen ausgelassen auf der Tanzfläche umher. Es war heiß und trotz des Rauchverbotes lag dichter Zigarettenqualm über allem. Auch Sascha klemmte eine Kippe im Mundwinkel. Sie fühlte sich leicht und gelöst, die Sorgen waren für einen Moment vergessen. Jetzt gab es nur den Beat, die Bewegung, das Licht und den Rauch. Zu »Pump Up The Volume« brachte Steffen eine neue Runde Saure, die umgehend von ihnen hinuntergekippt wurde. Sascha schüttelte sich und lachte. Und dann spielte der DJ das nächste Lied. Und dann gingen für Sascha die Lichter aus. Und dann musste sie ganz schnell von der Tanzfläche. Sie wusste nicht, wie ihr geschah. Den Song, der nun für ekstatische Stimmung beim Partyvolk sorgte, kannte Sascha. »Surfen auf dem Möhnesee« – die Leute sangen aus Leibeskräften mit. Das war Martins Lied.

Als Robert die Tür zu seiner kleinen Wohnung öffnete, lag ein säuerlicher und muffiger Geruch in der Luft. Er öffnete zwei Fenster und lies den Spätsommerwind durch sein Wohnzimmer kreisen. Das Bier und die Erlebnisse mit Tom hatten ihn ganz schön fertiggemacht. Er spürte, wie mit dem Muff auch seine Energie zum Fenster hinausgetragen wurde. Er hasste Sonntagabende. Von seinem Sofa aus konnte er durch die Fenster der gegenüberliegenden Wohnungen sehen, wie eine Familie sich in der Küche versammelte, um gemeinsam das Essen vorzubereiten. Die Mutter wirbelte zwischen Kühlschrank und Spüle hin und her, während der Vater mit dem einen Kind am Tisch irgendwelche Zutaten klein schnitt. Das zweite Kind ging von der Küche immer wieder ins Wohnzimmer und deckte den Tisch. In der Wohnung darunter konnte er sehen, wie ein Paar auf dem Sofa schon den Fernseher eingeschaltet hatte. Was sie sahen, konnte er nicht erkennen, so sehr er auch den Kopf reckte. Ob man mir auch beim Gammeln auf dem Sofa zuguckt, fragte er sich und ging zur Balkontür, um seine Vorhänge zuzuziehen. Dabei fiel sein Blick auf eine Wohnung, in der ein Mann gelangweilt vor seinem Computer saß. So zumindest kam es ihm vor. Manchmal wünschte sich Robert, sehen zu können, was andere Menschen sahen und fühlten. Waren Farben eigentlich für alle Menschen gleich oder nur Definitionen von Wellenlängen? Machten sich andere Leute eigentlich auch so viele Gedanken? Vermutlich nicht. Robert schon. Er hatte Angst davor, andere Menschen zu enttäuschen. Deswegen beantwortete Robert zum Beispiel jede SMS umgehend. Er hielt es für anständig. Das waren andere Menschen nicht. Marie zum Beispiel. Langsam musste Robert sich entscheiden, ob er weiter an Marie festhalten oder sie fallenlassen sollte. Doch anders als an den Wochenenden zuvor, an denen er den Sonntagabend auch hatte alleine verbringen müssen, fühlte er heute keinen Schmerz, keine Leere. Sie wichen einer Leichtigkeit. Er war dabei, sein Leben umzukrempeln. Da fiel es ihm leicht, Abschied von einer nicht vorhandenen Liebe zu nehmen, von einer Vorstellung, die nur in seinem Kopf existierte. Auf zu neuen Ufern! Er schaltete den Fernseher ein und gleich wieder aus. Die besten Bilder entstehen doch im Kopf, war der letzte Gedanke, den er an diesem Abend hatte, bevor er in die Welt der Träume entglitt. Und wie es so oft bei Abschieden ist, träumte er von eben der Frau, von der er sich zuvor losgemacht hatte.

Auch die dritte Zigarette, die Sascha an der vorherigen anzündete, wollte ihr nicht schmecken. Schal lag ihr der Rauch auf der Zunge, die sich pelzig und wund anfühlte. Sascha registrierte einen Typen neben sich, der sie nach Feuer fragte. Sie ignorierte ihn so lange, bis dieser sie am Ärmel zupfte, um ihre Aufmerksamkeit zu bekommen. »Hey, ich möchte nur Feuer von dir haben. Sei doch nicht so unhöflich«, hörte sie ihn wie durch Watte. Reflexartig drehte Sascha sich um und schlug ihm ohne Vorwarnung ins Gesicht. Mit der flachen Hand, sodass es laut klatschte. Sascha erschrak und wollte eine Entschuldigung stammeln, doch der Typ schüttelte nur den Kopf und drehte sich ohne ein weiteres Wort weg. Zum Glück machte er keinen Ärger. Ihre Hände zitterten. Und ihr rechter Daumen schmerzte. Selber schuld, du blöde Bitch, dachte Sascha und massierte die schmerzende Stelle.

Warum musste ausgerechnet dieses Lied zu dieser Zeit an diesem Ort gespielt werden? Eigentlich war »Surfen auf dem Möhnesee« doch so was von out. Warum ausgerechnet in Hamburg, hier gehörte das doch gar nicht hin. Und Steffen und seine Jungs schienen das besonders witzig zu finden, tanzten ironisch extrovertiert und prollig. Arschlöcher! Sascha merkte, wie ungnädig sie ihren neuen Freunden gegenüber war, und versuchte sich zu beruhigen. Sollten sie doch ihren Spaß im Grünen Jäger haben, egal zu welcher Musik. Und dass der Song Sascha so dermaßen triggerte, konnte ja keiner von ihnen ahnen. Fuck off, dachte sie. Das ist alles nichts. So wird das hier nicht funktionieren. In Hamburg wollte sie etwas über ihren Bruder und dessen Freundin erfahren. Stattdessen bekam sie bei einer bescheuerten Party-Reihe den bescheuerten Party-Song von Martin zu hören und musste miterleben, wie sich die coole Hamburger Szene darüber kaputtlachte. Alles Scheiße, dachte Sascha, schloss den Reißverschluss ihrer Jacke, zündete sich eine weitere Zigarette an und machte sich auf den Weg. Verficktes Hamburger Nachtleben. Ohne mich.

Am Montagmorgen bereitete sich Robert einen Kaffee zu, der ihn immun gegen die Weltuntergangsstimmung da draußen machen würde. Dann machte er sich an die Abzüge. Das war schwieriger als angenommen und er brauchte ein paar Anläufe, bevor er zu einem zufriedenstellenden Ergebnis kam. Aber er kam zu einem Ergebnis. Robert, der ständig durch ein Wechselbad der Gefühle ging, war sich sicher, diesmal war er zufrieden. Er hatte nicht nur seinen Weg gefunden, er war ihn auch schon ein ganz großes Stück gegangen und das hatte er alleine geschafft. Niemand, der ihn aufgehalten, Zweifel in seinem Kopf gestreut und das Tempo gedrosselt hatte. Jetzt musste nur noch ein Konzept für die Zukunft her. Schatten. Das war immer noch ein ganz gutes Thema für den Anfang. Aber er wollte raus, er wollte in die Natur. Dort wollte er fotografieren. Er überlegte, ob er sich in den Zug nach Eckernförde setzen sollte. Ach scheiße, bei dem Wetter habe ich die See ja vor der Tür, verwarf er den Gedanken. Nicht aber den Schatten in der Natur. Er wollte warten, bis das Wetter wieder besser werden würde, und dann hinausfahren. Weg vom Hamburger Berg, vielleicht in die Holsteinische Schweiz. Dort gab es noch unberührte Natur, unbeschrittene Wege, Seen, Vögel, Licht und Schatten. Doch das alles musste warten. Einmal musste er ja morgen noch den Kasper machen. Einmal noch DJ im Karlssons sein und dann raus aus dem Mief, raus aus der Gesellschaft. Plötzlich klingelte das Telefon. »Na, min Schieter? Regnet das bei euch auch so doll?«, wollte sein Vater wissen.

»In Strömen, da mag man gar nicht vor die Tür gehen.«

»Na ja, dann kannst du ja wenigstens in Ruhe deine Zukunft planen. Was hast du denn jetzt vor? Hast du schon eine Idee?«

»Ja also, ich weiß nicht. Ich habe mir eine Fotoausrüstung gekauft und hab das ganze Wochenende Fotos gemacht und selbst entwickelt. Das will ich jetzt erst mal machen.«

»Oh, das kommt ja überraschend. Damit hätte ich nun nicht gerechnet. Willst du das denn professionell machen, also willst du damit Geld verdienen? Braucht man nicht eine Ausbildung dafür?«

»Ja klar, aber ich wollte mal was anderes machen und erst mal gucken, wie ich damit umgehen kann. Ich muss mich erst mal orientieren und so. Sehen, wo ich mich bewerben will und auch überhaupt kann. Da habe ich noch nicht nachgeguckt.«

»Wichtig ist ja, dass man sich gut fühlt mit dem, was man tut. Sonst macht man es nicht mit Liebe und dann macht man es auch nur halbherzig. Das bringt einem selbst ja nichts und dem, für den man arbeitet, auch nicht.«

»Eben. Aber nee, genau weiß ich noch nicht, was ich damit anfangen werde. Trotzdem, ich will es mal versuchen. Vielleicht fahr ich nächstes Wochenende raus und geh alleine auf die Pirsch wie ein Jäger auf Motivsuche.«

»Das mach mal. Nimm dir die Zeit, die du brauchst, mein Junge, aber denk auch dran, zu gucken, dass es nicht zu lange dauert. Also, weißt schon, wie ich das meine. Ich soll dich auch von Silke grüßen. Melde dich, wenn du was brauchst. Ich drück dich!«

»Ich dich auch und liebe Grüße zurück!«

Für Michaels Verhältnisse war das ja schon eine klare Ansage, richtige Kritik. Robert hatte den Eindruck, sein Vater würde ruhiger sein, wenn er sich nicht mehr ausprobieren würde. Aber es war sein Leben und nicht das seines Vaters. Dennoch kamen die Zweifel wieder in ihm auf. Er musste das jetzt durchziehen. Sonst wäre er angreifbar. Wer auf der Bank liegt und schläft, macht sich angreifbar. Wer hingegen mit offenen Augen in die Welt ging, konnte das Unheil schon von weitem erkennen. So wie die Leute in Ostfriesland, die morgens sehen, wer nachmittags zum Tee kommt. In Ostfriesland gibt es keinen Schatten, fiel Robert auf. Wer nur flaches Land hat und keine Bäume, der hat zwar Sonne und auch Regen, aber keinen Schatten. Obwohl, die paar Leute, die er aus der Gegend kannte, hatten einen ziemlichen Schatten, aber das war etwas anderes. Sie waren in die Stadt gezogen. Getrieben von der ständigen Angst, so zu werden wie ihre Eltern, nahmen sie dort alles mit, was sich ihnen anbot: Partys, Drogen, Alkohol. Nur nicht zurück auf das Land, auf das Dorf, an den Zaun ihrer Jugend. Robert schüttelte den Kopf. Aber die Idee, Schatten zu suchen, wo keiner war, gefiel ihm. Und der Gedanke an das Meer hatte das Bild von Schafen auf einem Deich ihn ihm aufkommen lassen. Der Regen hatte immer noch nicht nachgelassen. Deswegen packte er außer seiner Kamera noch den Regenschirm ein. In die Kamera hatte er einen neuen Film eingelegt, einen zweiten nahm er als Reserve mit. Dann verließ er das Haus, suchte sich ein freies Car-Sharing-Auto und fuhr nach Westen in Richtung Wedel und weiter zur Haseldorfer Binnenelbe. Dass die Leute ihre Häuser immer direkt an der einen Straße im Dorf bauen mussten, verstand Robert nicht. Wenn man auf dem Land wohnt, will man doch nicht direkt an der Straße wohnen. Außerdem sieht das doch scheiße aus, wenn alle Häuser nebeneinander links und rechts der Dorfstraße stehen, dachte er. Er fand einen Parkplatz, stellte das kleine Auto ab und ging den Weg zum Deich hinauf.

Es dauerte eine Weile, bis er auf ein paar Schafe traf. Was Robert nicht bedacht hatte, war, dass es bei Regen selten Sonne und somit auch keinen Schatten gab. Hatte er sich zunächst vorgestellt, er könnte die Tiere als Schattenspender fotografieren, so machte die Physik ihm hier einen Strich durch die Rechnung. Ganz zu schweigen von den blöden Schafen, die gar nicht still standen, sobald sich Robert mit seiner Kamera näherte. Er erblickte ein kleines Waldstück vor dem Deich auf Wasserseite, lief über eine Allee an einem Bach und betrat ein verwunschenes Wäldchen. Ein kleines Schild verriet die Richtung, in der eine Warft zu finden war, und Robert folgte ihm. Er fand Reste eines aufgeschütteten Siedlungshügels, eine Treppe und drei Apfelbäume. Diese waren umringt von heruntergefallenem, langsam verfaulendem Obst. Robert ging um die Warft herum. Von hier aus sahen die Bäume, isoliert auf dem Hügel im Regen stehend, besonders eindrucksvoll aus. Hinter dem Wäldchen konnte man die Elbe sehen. Alles war in graue Regenwolken gehüllt und sah ziemlich unheimlich aus. Robert machte ein paar Fotos. Die Stimmung gefiel ihm. Ein verfallener Ort mit gefallenem Obst, Bäume, die ihre Blätter vor Nässe triefend hängenließen, und dahinter dunkle Wolken. Das würden krasse Fotos werden. Aber die unheimliche Stimmung kroch langsam auch ihn ihm hoch. Robert war ein Angsthase. Er hatte ein wunderbares Motiv gefunden und es war bestimmt sinnvoll, noch mal einen anderen Blickwinkel zu suchen. Aber er wollte weg, zurück auf den Deich, wo wenigstens die Schafe standen. Diese blökten von dort hinunter und das verschärfte sein Unwohlsein noch weiter. Aber macht man den Eingang einer Pyramide wieder zu, wenn man gerade den Schatz eines Pharaos gefunden hat, nur weil man von ein paar Fledermäusen angeflogen wird? In Pyramiden war es stockdunkel, hier immerhin nur regnerisch. Robert fasste Mut und ging doch noch ein paar Schritte weiter. Doch das Motiv wurde dadurch nicht besser. Also machte er sich auf den Rückweg und schoss noch ein paar Bilder der Allee, die ihn zu dem unheimlichen Ort gebracht hatte.

Sonntage fand Sascha schon immer deprimierend und trostlos. Doch der heutige war besonders schlimm. Sie konnte nicht aufhören, an den gestrigen Abend zu denken. An den Song von Martin, der im Grünen Jäger für Erheiterung auf der Tanzfläche gesorgt und bei ihr eine regelrechte Panikattacke ausgelöst hatte. Wenn es einmal dunkel in Saschas Seele geworden war, dann blieb es auch erst einmal so. Das wusste Sascha und dem musste sie sich nun stellen. Auf dem Flur ihres Wohnheimes hörte sie immer wieder Schritte und Stimmen. Hoffentlich würde niemand bei ihr anklopfen, niemand sie sprechen wollen. Sie wollte niemanden sehen. Zum Glück hatte sie heute noch frei und musste sich nicht dafür rechtfertigen, ihr Zimmer nicht verlassen zu wollen.

Wenn die Wolken deinen eigenen Himmel so düster einfärben, saugt dir die Finsternis jegliche Energie aus. Die Amsel vor dem Fenster klingt wie ein ungeölter Traktorenmotor, die kleine Katze auf der Bordsteinkante schaut dich mit hässlich verzogener Fratze an und der Regenbogen besteht ja doch nur aus Regen. Von wegen Goldschatz am Ende. Am Ende sind wir doch alle, dachte Sascha und warf ihr Kopfkissen an die gegenüberliegende Wand. Was für eine Scheißaktion, schoss es ihr durch den Kopf. Ich bin doch genauso bekloppt wie alle anderen da draußen auch. Die sollen mich in Ruhe lassen, dann komme ich vielleicht auch mal wieder klar. Fuck. Ich muss ja nur den falschen Song hören und schon verliere ich den Boden unter den Füßen. Außerdem tut mein verdammter Daumen weh. Noch so eine Scheißaktion, diesem Typen einfach eine reinzuhauen, nur weil er nach Feuer gefragt hat. Ich bin echt krank im Kopf, dachte Sascha.

Sie schaute in den Spiegel neben ihrem Bett und spuckte aus. Direkt in ihr Gesicht. Oder vielmehr in die Fratze, die sie anschaute. Sascha hasste ihr Spiegelbild an solchen Tagen.

Ihre schwarzen Haare, für die sie schon so viele Komplimente bekommen hatte, erschienen ihr fettig und dünn, die Haut wirkte fahl. Unter ihren braunen Augen zeichneten sich dunkle Ringe ab und ihre Nase leuchtete viel zu rot. Was für eine hässliche Schlampe, dachte Sascha und nahm den Spiegel von der Wand.

Immer wieder hatte Sascha depressive Phasen, in denen sie

sich hinter einen dicken Schutzschild wünschte. Aber diesmal war es anders. Diesmal war sie nicht zu Hause in den vertrauten vier Wänden. Könnte Martin doch jetzt bei ihr sein. So oft war er in den letzten Jahren nach Hamburg gefahren. Alleine, ohne seine Schwester. Und jetzt, wo sie sich in Hamburg aufhielt, war er nicht da. Scheiß Timing, dachte Sascha. Wie so oft.

Vielleicht sollte sie das dritte Klavierkonzert von Rachmaninow anmachen und sich den romantischen Klängen ihres Lieblingskomponisten hingeben. So wie früher, als Sascha auf dem Schoß ihrer Mutter gesessen und ganz gebannt gelauscht und geschaut hatte, wie diese virtuos ihre schlanken Finger über die Tasten hatte fliegen lassen. Nur in diesen Momenten hatte Sascha ein Gefühl der Geborgenheit. Nur in diesen Momenten wähnte sie sich ihrer Mutter nahe, verspürte sie so etwas wie Vertrautheit. Doch viel zu selten fanden Mutter und Tochter auf diesem Wege zueinander. Eigentlich immer nur dann, wenn Vater Karl sonntags nach der Kirche noch zum Frühschoppen oder auf den Sportplatz ging. Sobald er aber wieder zu Hause war, musste Schluss mit dem Geklimper sein, wie er stets zu sagen pflegte. Das mache ihn nur ganz nervös. Außerdem wolle er in Ruhe Fernsehen schauen. Trotzdem war in dieser Zeit Saschas Liebe zur Musik von Sergej Rachmaninow entfacht worden. Eine Liebe, die bis heute anhielt. Doch jetzt, in einer dunklen Phase wie dieser, in der Sascha niemanden, erst recht nicht sich selbst ertragen konnte, war auch Musik zu viel. Sie wollte nur Ruhe und am liebsten völlige Dunkelheit.

Der Film, den Robert am Abend in seinen Händen hielt, war nicht ganz voll. Er hatte ihn trotzdem aus der Kamera geholt. Die Neugierde auf das Ergebnis seines Ausfluges war zu groß und so machte er sich sofort an die Arbeit. Als das Kunstwerk vollbracht war und in einem Streifen an einer Wäscheklammer zum Trocknen hing, ging er glücklich zum nächsten Kiosk, um sich eine schöne Flasche Rotwein zu holen. Er wollte sich das Ergebnis erst ansehen, wenn er es gebührend feiern konnte. Als er zurückkam, öffnete er die Flasche, goss sich ein Glas ein, ließ den Wein atmen und ging ins Bad, um sich die Bilder anzuschauen. Das waren wirklich kleine Kunstwerke! Er trank auf sich und sein Hobby. Nach dem dritten Glas sah er sich auf seiner Ausstellung in einer großen Galerie. Er hatte drei gelungene Aufnahmen von den Bäumen gemacht. Alle mit unterschiedlichen Blenden und somit unterschiedlichen Schärfepunkten. Zwar war das eine, auf dem man auch das Wasser sehen konnte, schon sehr gut, weil alles recht gleichmäßig scharf war, aber das, auf dem man die Bäume sehen und das Wasser nur erahnen konnte, das würde es werden. Der Regen hatte die Linse leicht vernebelt und so schien es ihm, als würde das Unheimliche, das er erlebt hatte, auch auf dem Foto zu erkennen sein.

Morgen früh würde sie zu ihrem ersten Dienst erscheinen müssen, sich der Arbeit auf der Station stellen. Dafür musste sie wieder auf die Beine kommen. Vor allem psychisch. Noch immer war Sascha komplett antriebslos und unwillig, sich der Welt da draußen vor ihrer Zimmertür zu stellen. Rauchen hilft bestimmt, dachte sie und zündete sich die letzte Zigarette aus ihrer Packung an. Scheiße, jetzt musste sie heute doch noch vor die Tür. Den ganzen restlichen Abend ohne eine Kippe? Nein, das würde Sascha nicht durchhalten. Sie zog sich notgedrungen ein paar frische Klamotten an, wobei ihr auffiel, dass sie immer noch in denen von Samstagnacht gesteckt hatte. Scheißegal, wen kümmert das schon, dachte sie. Auf dem Flur lief sie fast Steffen über den Haufen. »Meine Güte, Sascha, wie siehst du denn aus? Ist was passiert? Du bist ja ganz blass. Ich habe mir eh schon Sorgen gemacht nach deinem plötzlichen Abgang gestern. Aber ich dachte, du weißt schon, was du machst. Bist ja alt genug.«

»Mir ging es auf einmal nicht so gut. Wahrscheinlich der viele Schnaps«, log Sascha. »Und draußen musste ich erst mal kotzen. Danach wollte ich nur noch ins Bett. Und da war ich den ganzen Tag auch. Aber jetzt geht es mir wieder gut und ich kann auch morgen zur Arbeit erscheinen.«

»Na ja, so siehst du zwar im Moment noch nicht wirklich aus, aber wenn du meinst. Pass auf dich auf, Kleine. Du sollst hier ja nicht gleich unter die Räder kommen.«

»Ja, das mache ich.« Sascha rührte es, dass sich Steffen

anscheinend ernsthafte Sorgen um sie machte. Sie war also nicht ganz alleine. Es gab Menschen, die an sie dachten. Das beruhigte sie für den Moment ein wenig. Sie musste an ihre Mutter denken. Die hatte in den vergangenen Tagen immer wieder versucht, Sascha telefonisch zu erreichen, aber sie hatte die Anrufe jedes Mal ignoriert. Ihr fehlte einfach noch die Kraft, um mit ihrer Mutter zu sprechen. Vielleicht morgen, vielleicht in ein paar Tagen. Was wollte sie ihr auch sagen? Du Mama, ich habe mein Studium nicht angetreten, sondern jobbe jetzt in Hamburg als Krankenschwester auf einer Entbindungsstation. Außerdem bin ich auf der Suche nach Martins Hamburger Freundin Svenja. Ach so, von der wusstet ihr ja gar nichts. Na ja, ich habe sie auch noch nicht gefunden und keine Ahnung, wie mir das noch gelingen soll … Eine schlechte Idee. So wollte sie ihre Mutter nicht überrumpeln.

Der Dienstag fing mit einem ziemlichen Schädel an. Denn wie es sich für einen echten Künstler gehörte, hatte Robert die Flasche Rotwein leergemacht und sich dabei noch ein paar seiner Lieblingslieder angehört. Heute hatte er seinen letzten Tag als DJ. Es war gut, erst einmal ein Kapitel abzuschließen, bevor man ein neues aufschlug, auch wenn man schon in dieses hineingelesen hatte.

Als er am Abend die Haustür hinter sich schloss, um ins Karlssons zu gehen, hielt er kurz inne. Dieser Witz um den Country-Trash-Abend war auf seine Kosten gemacht worden und er hatte es einfach nicht geblickt. Er hatte gedacht, dass die Kollegen seine Idee und seinen Enthusiasmus total abfeierten, dabei hatten sie sich von Anfang an über ihn lustig gemacht. Robert schüttelte den Kopf. Er wollte sich da nicht reinsteigern, also machte er sich auf den Weg, ein letztes Mal mit dem Laptop unter dem Arm in Richtung St. Pauli.

Feierabend. Geschafft. Erledigt. Deckel drauf. Sascha hatte durchgehalten, war zurück im Leben. Die ersten beiden Tage in ihrem neuen Job. Als der Wecker ihres Handys geklingelt hatte, war sie aufgestanden, hatte geduscht, sich angezogen und ihren Dienst auf der Station begonnen, ohne weiter nachzudenken. Sie hatte funktioniert. Und genau das war richtig gewesen. Genauso hatte sie aus ihrem seelischen Loch zurückgefunden und war konzentriert ihrer Arbeit nachgegangen. Soweit sie das bereits konnte. Noch war alles neu für Sascha. Das Umfeld, die Arbeitskollegen, die Patienten, da musste Sascha erst mal reinkommen. Doch bereits heute hatte sie das Gefühl, angekommen zu sein. Sie stellte fest, dass die Arbeit sich kaum von ihrer bisherigen in Schmallenberg unterschied. Auch hier musste Blut abgenommen, Spritzen und Medikamente verabreicht werden. Die neuen Kolleginnen und Kollegen erwiesen sich als herzlich und hilfsbereit und gaben Sascha das Gefühl, willkommen zu sein. Als sie in ihrer Mittagspause im Waschraum in den Spiegel geschaut hatte, widerte sie ihr Spiegelbild nicht mehr an. Im Gegenteil, sie fand sich eigentlich ganz hübsch. Und der Hausmeister ihrer Station, der Herr Wohlers, hatte sie beim morgendlichen Kaffee im Pausenraum mit Komplimenten überschüttet. Das machte er wahrscheinlich mit allen weiblichen Kollegen so, aber genau das tat Sascha gut. Sie gehörte dazu und wähnte sich bereits jetzt als Teil des Teams. »Welch Sonnenschein für diese Station!«, hatte er sie begrüßt. Aus dem Mund von Herrn Wohlers hatten die Worte freundlich und nicht übergriffig geklungen. Sie hatte sich geschmeichelt gefühlt und es genossen. In dieser Stimmung war der zweite Arbeitstag wie im Flug vergangen.

Jetzt saß sie in ihrem Zimmer, hatte zuvor ihren Spiegel wieder aufgehängt und überlegte, was sie mit dem Abend anfangen sollte. Morgen hatte sie Spätdienst, da würde sie also ausschlafen können. Aber was sollte sie an einem Dienstagabend in Hamburg schon groß unternehmen? Steffen hatte Nachtschicht und konnte ihr keine Gesellschaft leisten. Da fiel ihr ein, dass heute ja wieder dieser Country-Abend im Karlssons stattfinden würde. Mit DJ Robby Wesson, den sie am Freitag sitzen gelassen hatte. Sein Country-Abend war zwar scheiße, dachte sie, aber Robby mit y war ja eigentlich ganz nett, wenn auch etwas unbeholfen. Sascha konnte nicht mehr ganz nachvollziehen, warum sie ihn so abserviert hatte. Vielleicht sollte sie sich bei ihm entschuldigen. Oder zumindest erklären, dass ihr abrupter Aufbruch nicht direkt mit ihm, sondern eher mit ihrem Wohlbefinden zu tun gehabt hatte. Vielleicht würden sie ihr Gespräch vom Freitag weiterführen können. Allzu beschäftigt schien Robby mit seiner DJ-Tätigkeit ja nicht gewesen zu sein. Wenn heute genauso wenig los war wie vergangene Woche, würde sich Zeit für einen Plausch finden lassen. Und wenn nicht? Wenn Robby nach Freitag keine Lust mehr auf weitere Konversation mit ihr hatte? Dann war es halt so und sie würde sich schnell wieder vom Acker machen.

Wie zu erwarten, war im Karlssons wenig bis gar nichts los. Das änderte sich auch nicht zu späterer Stunde. Es war langweilig. Robert versuchte trotzdem, das Beste daraus zu machen, und spielte alle »Hits« aus seinem Repertoire. Aber es interessierte keinen. Das hatte auch Karlsson eingesehen und spendierte Robert gegen zehn einen Schnaps mit den Worten: »Tja, dann werde ich wohl in Zukunft dienstags wieder selbst eine Playlist anmachen.« Er nahm den unberührten Stapel Flyer und stopfte sie seufzend in den Mülleimer.

Dann ging die Tür auf und die Frau von letztem Freitag stand plötzlich mitten in der Kneipe. Sie war allein und guckte sich unsicher um. Zunächst machte sie einen Schritt Richtung Tresen, blieb stehen, drehte sich um, lächelte Robert zu und ging dann weiter. Sie bestellte offensichtlich zwei Getränke. Mit einem Jever und einem Astra kam sie dann auf Robert zu. »Hallo Robby mit y.«

Verdammt, wie war noch mal ihr Name? Er hatte es für so unwahrscheinlich empfunden, sie jemals wiederzusehen, dass er keinen Gedanken mehr an sie verschwendet hatte. »Hey, hi, was machst du denn hier?« Smalltalk war wirklich nicht seine Stärke. Wie kann man denn schon beim ersten Satz alles verkacken? Und das, wo sie doch beim letzten Mal so empfindlich reagiert hatte. Sascha, das war es gewesen. Ein Bild des Traumschiff-Schauspielers in weißer Uniform schoss Robert in den Kopf: »Sascha, richtig? Ich glaube, das war das Letzte, was du mir erzählt hast.«

»Ja, ich heiße Sascha, aber nein, das war nicht das Letzte, was ich zu dir gesagt habe.«

»Nein? Oh, echt?« Robert war völlig verwirrt von ihrem plötzlichen Auftauchen. Er freute sich und wusste nicht, was er denken, geschweige denn sagen sollte. Er hatte ihren

Namen auf Sascha Hehn zurückgeführt und sie hatte sich angegriffen gefühlt und war einfach gegangen.

»Ich habe gesagt, du würdest deinen DJ-Namen, den ich nicht sehr gelungen finde, an mir auslassen. Zumindest so was in der Art. Das war auf jeden Fall scheiße von mir und ich dachte, ich könnte mich ja wenigstens für das Bier revanchieren. Hier, möchtest du eins?« Sie hielt Robert das Jever hin.

»Oh, danke. Das ist toll. Ich mag Jever.«

»Dachte ich mir, ich selbst finde das hier besser.«

»Das ist komisch. Immer wenn ich in anderen Städten bin, sprechen mich die Leute auf Astra an und finden das voll gut. Die trinken sich das wohl schön, weil sie glauben, darin Hamburg schmecken zu können. Ich mag es nicht, ist mir zu süß. Aber das ist ja immer nett von den Leuten gemeint, wenn sie mich zum Beispiel in Berlin extra in eine Kneipe schleppen, in der es Astra gibt. Sie wollen, dass ich mich wie zu Hause fühle.«

»Ja, das ist wirklich schön. Ich selbst trinke auch kein Warsteiner, obwohl ich aus dem Sauerland komme. Das ist ja wie Wasser.«

»Ja, das ist echt ein Frauenbier. Oh, also ich meine, ich kenne nur einen Typen, der das trinkt, sonst eher Frauen.« Schweigen. »Ich habe das mit dem Namen übrigens gar nicht so gemeint. Das ist mir einfach so in den Sinn gekommen und immerhin: Ich konnte mich an deinen Namen erinnern, weil ich das Captain-Dinner auf dem Traumschiff mit Torten und Wunderkerzen im Kopf hatte, als du zur Tür reinkamst.«

»Das ist dann ja wenigstens eine positive Assoziation. Das kann ich leider von deinem Namen nicht sagen. Nennen dich die Leute Robby mit y oder nur Robby oder wie?«

»Robby natürlich. Das mit dem y ist ja nur so ein blöder Spruch. Aber du kannst mich auch gerne Robert nennen. Das machen zwar sonst nur meine Eltern, aber für mich wäre das ok.«

»Robert Wesson wäre übrigens eine ganze Ecke seriöser. Das klingt nach Schauspieler. Ich könnte mir dich ganz gut mit Pistole in einem Western vorstellen. Also gar nicht mal so weit weg von deiner Musik.«

»Das ist ja gar nicht meine Musik. Ich finde, Robby passt sehr gut zu so einem eben nicht ganz ernst gemeinten Abend. Aber du hast recht. Wenn ich mir erst einen Künstlernamen gegeben und dann ein Hobby gesucht hätte, wäre ich bei Robert Wesson bestimmt Schauspieler geworden. Oder Musiker.«

»Also, dann bist du weder Schauspieler noch Musiker?«

»Ja, das stimmt. Ich höre gerne und viel Musik, aber selbst kann ich das nicht. Früher hatte ich mal eine Band. Das war ziemlich cool, aber nichts Ernsthaftes, mehr so ein Spaßding.«

»Was hast du denn in der Band gemacht?«

»Ich habe Gitarre gespielt und gesungen. Wir waren zu dritt und hießen Die Drei Asse. Immerhin haben wir mal ein paar Songs in einem richtigen Tonstudio aufgenommen. Das waren Konzeptlieder. Wir haben zuerst Skat gespielt und dann eine Skatband gegründet.«

»Skatband? Ernsthaft?«

»Warte, ich mach mal eine Playlist an und hole uns noch ein Bier. Es hört ja sowieso keiner zu.«

»Ja, gerne.«

Robert brachte außerdem noch zwei Mexikaner mit. »Die hat Karlsson uns spendiert. Ist ja mein letzter Abend.«

»Und wie geht es dir damit?«

»Also, wenn du so fragst, bekommst du auch eine genaue Antwort: Ich habe auf dem Weg hierher heute viel darüber nachgedacht, dass das eigentlich von Anfang an eine Totgeburt war. Ich wollte damals was Neues machen und irgendwie kamen dann auch immer ein paar neue Kollegen und so. Im Nachhinein glaube ich, die haben mich verarscht. Also nicht so richtig, aber die haben den Witz nicht gesehen und gedacht, ich meine das ernst. Lief am Anfang auch echt gut. Aber dann war die Luft raus und ich habe den Absprung verpasst.«

Robert fühlte sich wohl in Saschas Gegenwart. Es tat gut, dass sich jemand für ihn interessierte. Der Mexikaner und das Bier lockerten auch gehörig seine Zunge. Komisch nur war, dass sie selbst nichts von sich erzählte. Immer, wenn er ansetzte und etwas fragen wollte, kam sie ihm zuvor und so plauderte er seine ganze Geschichte aus. Sascha hörte nicht auf zu fragen und er ließ sich fallen. Was er denn jetzt tun wolle, wenn er nun arbeitslos sei, fragte sie schließlich. Sie wusste genau, was sie fragen musste. »Ich würde so gerne mal was machen, was bleibt. Ich bin nicht traurig darüber, dass mein Job weg ist. Da habe ich mich nie wirklich wohlgefühlt. Ich wollte immer Kunst machen. Aber dann vergeht die Zeit ja auch so schnell. Und ich hatte einfach keine Idee. Aber den Gedanken habe ich immer in meinem Kopf gehabt. Es hat mir gereicht, dass ich wusste, er ist da. Und wenn die Zeit gekommen sein würde, dann würde mir schon etwas einfallen. Nun ist es also so weit und vor ein paar Tagen habe ich wirklich eine Idee gehabt. Ich habe mir für meine Kamera Filme gekauft und angefangen, Schwarz-Weiß-Fotos zu schießen. Die sind auch echt gut. Ich habe das früher mal in der Schule gelernt. Gestern war ich draußen an der Elbe. Das war gruselig da. In einem kleinen Wald mit einem verlassenen Haus habe ich richtig coole Fotos gemacht!«

»Hört sich spannend an, die kannst du mir ja mal zeigen?«

»Das kann ich gerne tun. Die neuen sind nur noch nicht entwickelt. Aber man kann auf den Negativen schon was erahnen, wenn man sich drauf einlässt. Ich habe den Eindruck, du könntest das verstehen. Sonst hat sie auch noch keiner gesehen. Als ich nach Hamburg gezogen bin, dachte ich, hier wartet die Welt darauf, von mir entdeckt zu werden, oder so was. Dann habe ich Leute kennengelernt und mich an denen festgehalten. Leider habe ich kaum noch Kontakt zu meinen Freunden von früher. Und zu den neuen Freunden … na, die waren keine Freunde, sondern eher so …«

»Kollegen wahrscheinlich, oder was?«

»Ja, Kollegen. Und die, die ich hier im Karlssons kennengelernt habe, ich meine, guck dich doch mal um. Mit denen kann man auch nicht in den Urlaub fahren. Dabei muss ich echt mal raus. Ich habe schon überlegt, ob ich in den nächsten Tagen mal Richtung Norden fahre. Aber alleine mag man ja nicht wegfahren. Was machst du denn in den nächsten Tagen?«

»Ernsthaft?«

Robert war in einen Strudel geraten. Er hatte seinen Gedanken freien Lauf gelassen und dann war ihm plötzlich diese

Frage rausgerutscht. Das war wohl etwas zu schnell. Ein einziges Wort nur von ihr, eine Frage, eine Antwort und eine Zurückweisung zugleich. »Entschuldige, war nur so ein Gedanke. Ich denke immer sehr viel und manchmal denke ich so viel, da kommt dann auch mal was Vernünftiges bei raus.«

»Das passiert dann wie oft? Hör mal auf, dich zu entschuldigen. Ich finde das ok, wenn du sagst, was du denkst. Wo willst du denn hinfahren? Richtung Norden ist ja weit gefasst.«

»Ich komme aus Eckernförde, da wohnen auch noch meine Eltern. Ich bin also mit der Ostsee ziemlich dicke. Aber ich will eher in Richtung Malente. Da sind schöne Seen und da kann man ziemlich weit laufen, ohne jemandem zu begegnen. Das war so meine Idee.«

»Eckernförde? Kenne ich nicht.«

»Eckernförde ist grob gesagt bei Kiel. Immerhin direkt am Wasser, aber da ist es wie an der ganzen Ostsee. Die Leute glauben, man habe ein Meer vor sich. Aber in Wirklichkeit ist das nur ein großer Tümpel. Eigentlich total langweilig. Da gibt es mal Wellen, aber Sturm oder so, nee, dafür braucht man schon die Nordsee. Obwohl, im Winter, wenn die Eisschollen sich meterhoch türmen, dann ist das schon schön. Also es ist insgesamt schön da, aber eben recht ruhig. Da macht man eher Familienurlaub. Obwohl in letzter Zeit immer mehr Menschen von der Unterströmung erfasst werden und nicht wieder an Land kommen, wenn sie am falschen Ort zu weit rausschwimmen. Ungefährlich ist das auch nicht.«

»Und deine Eltern? Die wohnen da also noch? Habt ihr ein gutes Verhältnis zueinander?« Sascha wurde richtig neugierig.

»Ja, die habe ich grad vor ein paar Tagen erst besucht. Aber mit denen kann ich nicht wirklich reden. Die sind immer zu verständnisvoll. Das ist auf der einen Seite ziemlich gut, aber auf der andern kommt da nichts bei rum. Die sind zwar interessiert, aber ich glaube, es reicht ihnen, zu wissen, dass ich esse und schlafe. Die haben mir immer nur Hilfestellungen gegeben, aber nie eine Ansage gemacht. Manchmal wünsche ich mir, nach Hause fahren zu können und dann sagen sie mir, was ich tun soll, und alles wird gut.«

Sascha nickte und zündete sich eine Zigarette an.

Wie offen Robert über sich und seine Familie erzählen konnte, wunderte sie sich. Er schien überhaupt kein Problem damit zu haben, einer unbekannten Person so viel von sich preiszugeben. Vielleicht sollte sie das auch einfach mal tun, nicht immer alles in sich hineinfressen. Bislang hatte sie nur mit ihrem Bruder über ihr Gefühls- und Seelenleben reden können und sich danach stets ein Stückchen freier und verstandener gefühlt. Vielleicht würde ihr das bei Robert auch so gehen. Aus irgendeinem Grund vertraute sie ihm. Sie nickte ihm zu und steckte sich eine Zigarette an. Endlich. Sie hatte ja ganz vergessen zu rauchen.

»Das klingt doch gut mit deinen Eltern«, hörte sie sich sagen, nachdem sie den Rauch genüsslich ausgeatmet hatte. »Bei mir zu Hause sieht das ganz anders aus. In meiner Familie ist man nicht so liberal und verständnisvoll. Mein Vater hat sehr konkrete Vorstellungen, wie es zu laufen hat. Auch für seine Kinder. Für ihn stand von Anfang an fest, dass mein Bruder mal sein Sägewerk übernehmen soll. Und seine Tochter sollte am besten das machen, was Frauen im Sauerland seit jeher machen. Früh heiraten und eine Familie gründen, um die sie sich dann zu kümmern haben. Ich wollte eigentlich immer schon Medizin studieren. Mein Bruder wollte früher nur Musik machen und am liebsten davon leben können. Später kam das Surfen hinzu. Aber all das ist für unseren Vater Quatsch und passt nicht in seine Planungen. Frauen brauchen nicht zu studieren. Und meine Mutter? Die hat eigentlich nie groß was gesagt, sondern sich ihm immer untergeordnet. Da habe ich auch wenig Unterstützung gefunden. Zum Glück konnten aber mein Bruder und ich über alles reden. So hat wohl jede Familie ihre eigenen Regeln und Gewohnheiten.« Was für eine blöde Phrase, schoss es Sascha durch den Kopf und sie verstummte.

»Ich habe keine Geschwister. Vielleicht bin ich deswegen auch immer gut alleine zurechtgekommen. Was macht denn dein Bruder jetzt, wenn er so schlecht mit deinem Vater klarkommt? Du hast was von Musik gesagt? Ich kenne keine Musik aus dem Sauerland. Oder doch, warte mal, der Sasha, der mal einen Hit hatte und später Rockabilly gemacht hat, der kommt doch aus dem Sauerland? If you believe in love tonight. Und na klar! Als wir unsere Skatpunkband hatten, haben wir immer ›Surfen auf dem Möhnesee‹ von diesem Henne gecovert.«

»Ernsthaft?«, brach es nun aus Sascha heraus.

Robert fing an zu singen und lachte sich über den Song schlapp. »Der war echt dämlich. Aber auch ziemlich lustig. Eigentlich sind die Beach Boys unantastbar. Hast du die ›Pet Sounds‹ mal richtig gehört? Das ist ein unfassbar gutes Album.« Sascha war plötzlich still geworden und Robert wusste nicht, wie er damit umgehen sollte. »Was ist denn los? Kennst du den Song nicht?«

»Doch, der ist von meinem Bruder Martin.«

»Nee, jetzt nicht im Ernst? Der Henne heißt also in echt Martin. Dann muss ich dir mal unser Demo mitgeben. Da wird er sich bestimmt freuen, wenn er hört, wie Leute seinen Song covern. Oder meinst du, das ist doof? Kann ich mir nicht vorstellen. Wenn jemand einen Song von mir covern würde, würde ich mich mega freuen.«

»Ja, ich glaube, er würde sich freuen.«

»Cool, dann muss ich mal gucken, wo ich das habe. Darauf müssen wir einen Mexikaner trinken!« Ohne eine Antwort abzuwarten, holte Robert neue Getränke. Auf dem Rückweg beschlich ihn ein ungutes Gefühl. Warum sprach sie eigentlich so wenig? Nur kurz hatte sie angesetzt, als es um ihre Eltern ging. Hatte er sie dann wieder überrannt und ihr gar keine Möglichkeit gegeben, etwas zu sagen? Ob sie ihn komisch fand, weil er die ganze Zeit von sich redete? Sie hatte so viel über ihn erfahren, nun wollte er aber auch was von ihr wissen. Endlich hatte er jemanden, mit dem er reden konnte. »Ich weiß gar nicht, wie ich das sagen soll. Aber ich finde das wirklich schön, wie gut wir uns so unterhalten. Ich habe immer so viel im Kopf und irgendwie kommt das so selten raus. Du scheinst eine Art Ventil zu sein. Aber das hört sich jetzt auch doof an. Also, was ich sagen will: Ich fühle mich sehr wohl in deiner Gegenwart, da ich einfach sagen kann, was ich denke. Das ist nicht immer so. Ich dachte nur grade, das ist unfair, wenn ich so viel rede. Vielleicht ist das auch ok, wenn nicht, dann entschuldige. Aber ich wollte zumindest mal fragen.«

»Ich habe doch gesagt, du sollst dich nicht entschuldigen. Für mich ist das völlig ok. Ich höre dir gerne zu und du kannst sehr schön erzählen. Das gefällt mir. Ich will gerade einfach nicht so viel über mich reden.«

»Ok, tut mir leid. Wir kennen uns ja gar nicht. Da musste ich dann mal fragen. Aber du kannst mir ja was über das Sauerland erzählen, wenn du magst. Oder ist das keine gute Idee? Das kenne ich wirklich nicht.«

»Über das Sauerland gibt es nicht viel zu erzählen. Öde, spießig, trostlos und hinterwäldlerisch. Ich bin so froh, da rausgekommen zu sein. Im Moment will ich gar nicht daran erinnert werden«, sagte Sascha.

»Dann erzähl mir was von deinem Job. Was machst du überhaupt beruflich?«, wollte Robert nun wissen.

»Ich bin Kinderkrankenschwester. Wie gesagt, eigentlich wollte ich Medizin studieren, aber da haben sich meine Eltern quergestellt. Also bin ich Krankenschwester geworden. Immerhin konnte ich vorher noch mein Abi machen. Wie auch immer, über ein paar Umwege habe ich nun einen Job im Elim Krankenhaus auf der Entbindungsstation. Und studieren kann ich ja immer noch. Ich bin ja noch jung.« Sie versuchte zu lächeln. Nach kurzem Zögern fuhr Sascha fort: »Weißt du, was ich da am irritierendsten finde? Direkt neben der Entbindungsstation liegt die Station, auf der Abtreibungen vorgenommen werden. Ich finde das irgendwie unheimlich. Da tritt man aus dem Fahrstuhl heraus und kann sich quasi entscheiden, gehe ich rechts rum und bringe mein Kind zur Welt oder gehe ich links rum und lasse abtreiben. Na ja, oder so ähnlich zumindest, auch wenn das zeitlich nicht ganz hinhaut. Aber symbolisch gesehen irgendwie schon. Das würde es im Sauerland so nicht geben. Da sind Abtreibungen immer noch ein Tabu.«

Plötzlich sprach Sascha. Robert genoss es, ihr zuzuhören. Sie hatte eine einfühlsame, wenn auch ruppige Art zu erzählen. Er wollte nicht übergriffig werden, aber er verspürte den Wunsch, ihre Hand zu nehmen. Er wollte sie festhalten. Er wollte Sascha halten. Ob ihr das gefallen würde? Sie hatte plötzlich etwas Zerbrechliches an sich. Wahrscheinlich hatten sie zu viel Mexikaner getrunken, wenn er Sascha plötzlich anfassen wollte und sie so melancholisch wurde. »Ich muss mal eben.« Sascha ging aufs Klo und Robert fühlte sich ertappt.

Als sie zurückkam, hatte sie zwei Gläser in der Hand. Hatte sie jetzt wirklich Cola mitgebracht, fragte sich Robert und sagte zu Sascha: »Darf ich deine Hand mal nehmen?« Ohne die Antwort abzuwarten, nahm er ihre Hand in seine und strich mit der anderen darüber. Das fühlte sich gut an. Sie hatte weiche, aber auch ziemlich kalte Hände. Am liebsten würde er noch mehr von ihr anfassen.

»Ich hab den Whisky nicht nur für die Deko gekauft!«, sagte Sascha, zog langsam ihre Hand zurück und griff sich ein Glas.

»Whisky?«, kam es entsetzt aus Robert heraus.

»Ja, das ist mein Lieblingsgetränk. Also Prost.«

»Das hat doch mit Whisky nichts zu tun. Was soll das mit der Cola? Aber egal. Prost.«

Sie stießen an und sahen sich dabei lange in die Augen. Nein, es war nicht falsch gewesen, ihre Hand zu nehmen. Sie hatte es zugelassen. Nicht für lange, aber das war ok so. Robert war erleichtert. Er war leicht. Er war glücklich. Dann wurde es still. Ein verlegenes Schweigen kam auf. Robert musste etwas sagen. Was sie denn gerne für Musik höre, wollte er wissen.

»Eigentlich interessiere ich mich nicht wirklich für Musik. Früher haben wir immer zu irgendwelchen Party-Songs gefeiert. Da läuft auch nichts anderes, wenn man im Sauerland ausgeht. Also hottet man zu ›Verdamp lang her′, ›Mit Pfefferminz bin ich dein Prinz′, ›König von Deutschland‹ , ›Westerland‹ oder ›Zehn kleine Jägermeister‹ ab. Zu Hause hätte ich mir das aber niemals angehört. Da gab und gibt es für mich eigentlich nur Sergej Rachmaninow.«

Robert schaute sie verdutzt an. »Dieser russische Komponist?«

»Ja, dieser russische Komponist«, äffte Sascha ihn nach. »Hast du dir mal seine Musik angehört? Da steckt so viel Gefühl und Dramatik drin. Diese Intensität verspüre ich bei keiner anderen Musik. Und je nach Stimmung kann das auch sehr romantisch sein. Oder eben nicht. Bei Rachmaninow glaube ich, dass seine Musik keine Stimmungen schafft, sondern die des Hörers spiegelt und intensiviert.« Sascha geriet ins Schwärmen. »Einmal möchte man hemmungslos weinen, ein anderes Mal himmelhoch jauchzen.«

»Das ist mir bei einer Oper noch nie so ergangen«, warf Robert ein.

»Ich spreche hier auch nicht von Opern, sondern von Rachmaninows Symphonien und seinen Klavierkonzerten. Opern hat er zwar vier geschrieben, aber davon kenne ich nur eine, die er mal während seiner Zeit am Konservatorium komponiert hat. Wie auch immer. Das beste Stück Musik, das je geschrieben wurde, ist das dritte Klavierkonzert von Rachmaninow. Punkt.«

»Scheint ja ein cooler Typ gewesen zu sein.«

»Cooler Typ? Ernsthaft? Rachmaninow war genial. Ein Genie, Mann! Und kein ›cooler Typ'.«

»Hey, ihr beiden Turteltäubchen. Habt ihr eigentlich gesehen, dass außer euch nur noch der Michi da ist? Und der schläft schon wieder. Ich sag mal: letzte Runde«, dröhnte es freundlich vom Tresen herüber.

»Ich hab auch genug«, sagte Sascha.

Robert empfand ähnlich: »Dann gehen wir mal nach Hause. In welche Richtung musst du denn?«

»Ich muss nach Eimsbüttel, habe ich dir doch vorhin erzählt.«

»Oh, ich wohne an der Osterstraße, da können wir ja ein Stück zusammen gehen, wenn du willst.«

Sascha wollte und so verließen sie gemeinsam das Karlssons und liefen durch das nächtliche St. Pauli in Richtung Eimsbüttel. Robert ging wesentlich langsamer als gewöhnlich. Er wollte nicht, dass der Abend so schnell zu Ende ging. Schweigend liefen sie eine ganze Weile nebeneinander her. Ganz nüchtern war er wohl nicht mehr. Immer, wenn Robert den Eindruck hatte, Sascha würde sich zu weit entfernen, taumelte er in ihre Richtung und rannte dabei ein ums andere Mal in sie hinein.

»Hey, pass mal auf, wo du hinläufst«, sagte sie grinsend, nahm seine Arme und stellte ihn wieder gerade auf.

»Entschuldigung.«

»Du sollst dich doch nicht entschuldigen!«

»Entschuldige, ich entschuldige mich jetzt nicht mehr.«

Sascha fing an zu lachen.

»Du sollst dich nicht entschuldigen!«

Robert taumelte schon wieder und fiel in Sascha rein.

»Entsch … ach nee, tut mir leid.« Wieder nahm sie seine Arme und stellte ihn aufrecht hin. Diesmal hielt er ihre Arme fest und zog sie zu sich heran. Er nahm all seinen Mut zusammen und versuchte, sie zu küssen. Das gelang ihm nicht wirklich, denn sie wich ihm aus, zog ihn aber näher an sich heran und schloss ihn fest in die Arme. Dann besannen sich die beiden, sahen sich an, lösten die Umarmung und gingen weiter. Als Robert diesmal ihre Hand nahm, zog sie diese nicht zurück und als sie vor dem Schwesternheim ankamen, umarmten sie sich noch ein letztes Mal. »Sehen wir uns wieder?«, fragte Robert, bevor er ging.

»Wir können ja zusammen irgendwo frühstücken gehen.«

»Ich geh gerne ins Chez Charles. Das kennst du ja.«

»Ja, das kenne ich. Aber woher weißt du das?«

»Weil ich dich letzte Woche da zufällig gesehen habe.«

»Ah, ok, ich hatte gerade Angst, du würdest mir hinterherspionieren. Aber du hast recht, ich bin ja in deinen Laden gekommen. Dann am Donnerstag?«

»Gerne. Bis Donnerstag.« Am liebsten wollte er sie noch einmal in den Arm nehmen, aber sie hatte sich schon umgedreht. Sehnsüchtig blickte Robert ihr hinterher, bevor er sich auf den Weg nach Hause machte. Er hatte es nicht mehr weit und war so aufgeregt, dass er das Gefühl hatte, seine Beine liefen wie von selbst. Er wurde quasi getragen. Getragen von einer Liebe, die von ihm aus gerne gerade ihren Anfang genommen hatte.

Kapitel 3

Morgen, wird der Osten lichter,
Ist schon eure Spur verweht;
Ihr geht fort, doch euer Dichter
Nicht mehr mit dem Zuge geht.

Es regnete wieder einmal in Strömen. Aber das trübte Roberts Stimmung nicht. Die schönsten Dinge passieren immer dann, wenn man gar nicht damit rechnet. Wartet man aber darauf, dann passiert in der Regel nichts. Er hatte schon früher immer versucht, alles einfach auf sich zukommen zu lassen. Aber das hatte nie funktioniert. Bis gestern. Zwar wusste er noch lange nicht, wo das hinführen würde, aber er hatte ein Date zum Kaffeetrinken und er war sich sicher, dass Sascha kommen würde. Sie war ganz anders als Marie. Sie hatte ihm zugehört. Er konnte sein Glück noch immer nicht fassen. Voller Tatendrang stand er auf. Der Kaffee, den er sich heute zubereitete, der roch geheimnisvoll, ein wenig nach verführerischer dunkler Schokolade und einer leichten sinnlichen Süße. Robert wollte heute die Fotos abziehen. Vorher aber musste er duschen und das ging nicht, ohne zuerst das ganze Zeug für die Fotobearbeitung aus dem Weg zu räumen. Nachdem er das erledigt hatte, gönnte er sich im Bademantel eine zweite Tasse Kaffee. Er musste über sich selbst schmunzeln. Hatte er wirklich unter der Dusche gesungen? Hoffentlich hatten die Nachbarn das nicht mitbekommen. Er ging zu seiner Anlage, schaltete den Computer an und suchte die »Recipe for Hate« von Bad Religion. Dieses Album hatte sein Onkel immer gehört und Robert liebte den Song »Skyscraper«, obwohl er überhaupt nicht wusste, worum es in dem Lied ging. Es gibt Schlimmeres, als einen Tag mit Bad Religion zu beginnen, befand er und sang wieder mit. Da klingelte es an der Tür. Oje, die Nachbarn. Schnell die Musik leiser gedreht, den Bademantel fester verschnürt und die Tür geöffnet.

»Guten Morgen. Herr Schmidt?«

»Äh ja, guten Morgen. Ach ja! Sie sind der Ableser?«

Der Mann kam näher, beugte sich vor, schaute Robert direkt ins Gesicht und sagte in einem gruseligen Tonfall: »Richtig. Ich bin der Ableser.« Dann sprach er mit normaler Stimme weiter: »Jetzt, wo das geklärt ist, würde ich dann gerne reinkommen.«

»Ja, klar. Entschuldigen Sie, ich hatte Sie völlig vergessen. Zum Glück bin ich schon auf, so halb zumindest. Ich arbeite nachts.« Es war Robert wahnsinnig peinlich, einem Mann, der arbeitete, tagsüber im Bademantel die Tür aufzumachen. Schnell zeigte er, wo die Heizungen zu finden waren, die es abzulesen galt, und ging ins Schlafzimmer, um sich anzuziehen.

Als er zurück in die Küche kam, sprach der Mann, vor der Heizung hockend, wieder in seiner Gruselstimme: »Hier riecht es aber lecker nach Kaffee. Der Ableser liebt Kaffee.«

Ob der Kerl verrückt war? »Ich könnte schnell einen leckeren Espresso zubereiten, wenn es dem Ableser gefallen würde.« Vielleicht war es gut, auf den Mann einzugehen, um ihn vor einer Gräueltat zu bewahren.

»Der Ableser würde sich riesig über einen Espresso freuen. Ob der Herr Schmidt auch ein wenig Milch dazu hätte?«

»Ja, hat er.« Robert kochte dem Mann einen Kaffee.

Dieser stand auf, ging ein paar Schritte auf Robert zu, streckte die Hand aus und sagte wieder im normalen Tonfall: »Ich bin Dennis. Mich hat noch nie einer ›Der Ableser‹ genannt. Das muss ich mir merken. Bist du auch Schauspieler?«

Aha, er war also Schauspieler. »Nein, ich bin DJ und eigentlich arbeitslos.«

»Dann geht es uns ja ähnlich. Ich war am Theater, habe aber zurzeit kein Engagement. Da muss ich dann eben als ›Der Ableser‹ durch die Stadt tingeln. Der Kaffee ist toll. Vielen Dank.«

»Nicht dafür. Ich orientiere mich auch neu. Deswegen ist hier auch alles vollgestellt.«

»Das habe ich schon gesehen, du machst Fotos?«

»Ja, ich fange gerade damit an, muss aber mal gucken, ob das was für mich ist.«

»Einfach machen und sehen, ob du dabeibleibst. Nur so findet man seine Berufung. Ich brauche ja noch Bewerbungsfotos. Machst du die auch?«

»Nee, ich fange wirklich gerade erst an.«

»Na gut, aber wenn dir mal danach ist, ich habe viele Kollegen, die gute Fotos brauchen. Meist hat man ja nur Porträtfotografen, aber wir suchen eigentlich immer was Künstlerisches. Ich habe deine Schwarz-Weiß-Fotos im Bad gesehen. Du kannst das. Hier, meine Karte. Da hättest du auf einen Schlag ein paar Kunden.«

»Meinst du? Ich bin grade erst dabei, mir das Handwerk draufzuschaffen.«

»Ich frag ja nur. Du weißt schon, was du tust. Noch mal danke für den Kaffee und hoffentlich nicht erst bis nächstes Jahr.« Mit diesen Worten packte der Ableser seine Sachen zusammen und war schon wieder verschwunden, bevor Robert weitere Fragen stellen konnte. Er fand die Idee ziemlich interessant. Das wäre ein Einstieg … So konnte ein Tag anfangen, wenn der vorherige so wundervoll geendet hatte.

Nachdem er sich beim Bäcker diesmal nur zwei Brötchen gekauft hatte, es war ja unter der Woche und da durfte man auch alleine frühstücken, baute er seine Sachen wieder auf. Dann machte er erste Abzüge der Fotos von dem gruseligen Ort an der Elbe. Immer wieder schoss ihm Sascha durch den Kopf. Auch sie hatte etwas Geheimnisvolles. Sie hätte wunderbar auf diese Fotos gepasst. Vielleicht könnte er sie ja eines Tages an einem solchen Ort fotografieren. Vielleicht wäre sie seine Muse. Er könnte mit ihr experimentieren und dann ein richtiger Fotograf werden. Robert hatte das Gefühl, dass das was werden könnte. Er hatte einen Lauf, und den konnte niemand aufhalten. Diesmal würde alles anders werden, da war er sich sicher.

Was war das denn gerade, dachte Sascha, als sie erwachte. Sie hatte geträumt. Zum ersten Mal seit Tagen. Der Traum war vorbei, sie war wieder in ihrem Zimmer im Elim Krankenhaus in Hamburg und vor ihr lag eine anstrengende Spätschicht. Doch die Realität hatte sie noch nicht gänzlich zurück. Sascha versuchte, das angenehm wohlige Gefühl, das der Traum bei ihr hinterlassen hatte, noch ein wenig in sich zu behalten und zu spüren. Da war Robert gewesen. Er hatte sie geküsst und im Arm gehalten. Sie hatten in einem großen

Bett gelegen, das Sascha nicht kannte. Sie waren zärtlich zueinander. Sie waren scharf aufeinander. Sie hatten es getrieben. Wild und hemmungslos. Leidenschaftlich und vertraut. Das sind also deine sexuellen Phantasien, dachte Sascha. Robert schien ein guter Liebhaber zu sein. Zumindest im Traum. Eben, Sascha, das war nur ein Traum, dachte sie.

Ihr erstes Mal hatte Sascha mit Mike. Der war einen Jahrgang über ihr und gehörte zu den coolen Jungs der Schule. Er stand in jeder Pause in der Raucherecke, stets umringt von seinen Kumpels, die ihm bewundernd bei seinen Monologen folgten. Und natürlich auch immer wieder Mädchen aus seiner Stufe, die ihn anhimmelten. Denn Mike konnte gut reden. Er wusste über alles Bescheid und vor allem hatte er zu allem eine Meinung. Dem konnte man nichts vormachen. Dazu sah Mike gefährlich gut aus. Irgendwann hatte Sascha sich auch dazugesellt. Kurz nachdem sie in die Elfte kam. Da hatte sie auch mit dem Rauchen angefangen. Sie konnte ja schlecht ohne Zigarette in der Raucherecke stehen. Und es gefiel ihr ausgesprochen gut, mit einer Kippe in der Hand unter all den selbstbewussten und beliebten Jungs und Mädels der Schule zu stehen. So kam sie dann auch mit Mike ins Gespräch, der sich für sie zu interessieren schien.

Zu dem Zeitpunkt fand sich Sascha sogar ganz hübsch und schaute morgens gerne in den Spiegel. In den Sommerferien hatte sie viel Zeit im Garten verbracht und dadurch ein wenig Farbe bekommen. Ihre Haare hatte sie sich schulterlang schneiden lassen, was ihr sehr gut stand. Sie sagte zu, als Mike sie fragte, ob sie zusammen ins Kino nach Brilon fahren wollten. Er holte sie mit seinem Roller ab und ihre Mutter warf ihr durchs Fenster besorgte Blicke nach. Im Kino hatten sie geknutscht und Sascha hatte es zugelassen, dass Mike seine Hand unter ihr T-Shirt schob. Das fühlte sich zwar nicht sonderlich gut an, aber gehörte wohl dazu, dachte Sascha. Dabei beließ sie es auch für die ersten Wochen, in denen sie sich mit Mike traf. Zungenküsse und BH-Gezuppel. Doch er wollte mehr, wollte mit ihr schlafen. Und als seine Eltern übers Wochenende zu ihren Freunden nach Holzwickede fuhren, lud er sie zu sich ein. Er hatte Pizza im Ofen, eine Flasche Wein aufgemacht und auf dem Tisch standen sogar Kerzen.

Er hatte sich für seine Verhältnisse redlich Mühe gegeben. Deshalb dachte Sascha, sei es jetzt auch ok, mit ihm ins Bett zu gehen, sich von ihrer Jungfräulichkeit zu verabschieden. Das würde ja auch so langsam mal Zeit. Immerhin war sie bereits sechzehn und die meisten ihrer Klassenkameradinnen hatten diesen Teil des Erwachsenwerdens bereits hinter sich gebracht. Als es dann so weit war, empfand Sascha eigentlich gar nichts. Gut, es schmerzte ein bisschen, aber das ließ sich aushalten. Auch versuchte Mike, einigermaßen einfühlsam mit ihr umzugehen und nicht zu grob in sie einzudringen. Er fragte sie zwischendurch sogar mal, ob es auch nicht weh tat und ob es ihr gefiele. Sie nickte und stöhnte ein paarmal recht unbeholfen. Nachdem Mike wenig später ins Kondom gekommen war, zog er seinen Schwanz raus, rollte von ihr herab und zündete sich eine Zigarette an. Sascha wollte auch eine, fragte aber nicht danach. Mike bot ihr keine an.

In den darauffolgenden Wochen wiederholten sie ihr Liebesspiel zwei bis drei Mal die Woche, ohne dass es sich groß veränderte. Es tat nur nicht mehr so weh. Dann aber eröffnete ihr Mike, dass er eine Neue hätte und daher mit ihr Schluss mache. Sie erwiderte nichts, steckte sich nur eine Zigarette an und blies ihm den Rauch ins Gesicht. Für den Moment fand sich Sascha souverän, in den weiteren Tagen aber wie ein Häufchen Elend. Sie fühlte sich von ihm benutzt und weggeworfen. Wie ein Taschentuch beim Wichsen. Scheiß Männer, dachte Sascha zum ersten Mal in ihrem Leben. Es sollte nicht das letzte Mal gewesen sein. Denn drei Jahre später lernte sie Johannes kennen. Zwar gab es in der Zeit zwischen Mike und Johannes auch einige Jungs in ihrem Leben, aber geschlafen hatte sie mit ihnen nicht, nur geknutscht und gefummelt. Zwei Typen hatte sie auch mal einen geblasen, obwohl sie das eklig fand. Anderseits gefiel es ihr ganz gut, wenn sie von ihnen geleckt wurde. Johannes legte keinen Wert auf Oralsex. Er wollte sie immer sofort nehmen, ohne großes Vorspiel. Am besten gleich an Ort und Stelle.

Johannes war Brittas großer Bruder. Britta war wie Sascha im ersten Ausbildungsjahr und lud ihre Kolleginnen gerne am Wochenende zu sich nach Hause ein, da sie bereits eine eigene Wohnung hatte. Bei einem dieser Abende war auch Johannes dabei. Er hatte sie den ganzen Abend über ignoriert, sich fast schon offensichtlich nicht für sie interessiert. Warum nur, fragte sich Sascha und gab sich immer mehr Mühe, seine Aufmerksamkeit zu erregen. Als Johannes später einmal alleine in der Küche war, ging sie zu ihm und bat ihn, ihr noch ein Glas Wein einzuschenken. Das machte er und dann küsste er sie ohne Vorwarnung stürmisch und fast schon brutal. Aber aus irgendeinem Grund gefiel es ihr. Johannes war mindestens einen Kopf größer als Sascha und unter seinem Polo-Hemd zeichneten sich kräftige Muskeln ab. Sie ließ die heftigen, aggressiven Küsse über sich ergehen. Erst nach und nach ging sie immer mehr darauf ein. Sie fing an, ihm ihre Fingernägel in den Rücken zu bohren, biss in seine Zunge und Unterlippe. Zwischendurch zog sie sich aber immer wieder abrupt zurück. Es war ein Spiel ohne Regeln. Zumindest kannte Sascha diese nicht. Plötzlich zog Johannes ihr mit einem Ruck die Hose runter und hatte im gleichen Moment bereits seinen steifen Schwanz in der Hand, den er ohne weiteres Vorspiel von hinten in sie schob. Es tat weh wie bei ihrem ersten Mal. Johannes drückte ihr Gesicht gegen die Wand und raunte ihr von hinten ins Ohr, bloß ruhig zu sein. Nach einer weiteren Minute zog er seinen Schwanz aus Sascha raus und spritzte ihr auf den Hintern, riss ein Papier von der Küchenrolle und wischte sein Sperma ab. Alles praktisch in einem Bewegungsablauf. Sascha staunte und hatte noch gar nicht realisiert, dass es damit auch schon wieder vorbei war.

Wie schon bei Mike war es auch bei Johannes stets dasselbe Muster. Johannes tauchte immer mal wieder bei ihr im Schwesternwohnheim auf, lud sie zu sich ein oder verabredete sich mit ihr an ruhigen, abgelegenen Orten, wo er sie nach ein paar Minuten Small Talk von hinten vögelte. Hart und kurz. Vor allem kurz, wie Sascha fand. Das nervte sie von Mal zu Mal mehr. Und dass er sie nie anschaute, immer nur von hinten mit ihr Sex hatte.

Als sie ihn darauf ansprach, meinte er nur, dass sie es auch sein lassen könnten, wenn sie keinen Bock drauf hätte. Danach hatten sie sich nie wiedergesehen.

Robert betrachtete seine Fotos. Sie waren großartig geworden. Das Bild mit der Unschärfe war in seinen Augen richtige Kunst. Die Kontraste waren sehr stark, es gab nur wenige Grautöne. Der Regen war, ohne sichtbar zu sein, allgegenwärtig. Das Obst am Boden war noch lebendig, aber schon dem Tode geweiht. Die Mauerreste der alten Warft zeugten von ehemaligen Bewohnern, von Leben, welches dem Verfall gewichen war. Er hatte das Foto recht groß abgezogen und hing es in seinem Wohnzimmer auf. Dann setzte er sich auf sein Sofa und versuchte, sich weiter in das Bild hineinzusehen. So ganz wollte ihm das nicht gelingen, denn immer wieder kamen Gedanken an die letzte Nacht in ihm auf. Rachmaninow, dachte er. Was macht der denn überhaupt genau für Musik? Irgendwas von romantischer Klaviermusik hatte Sascha erzählt.

Robert sagte das überhaupt nichts. Er kannte Grieg. Den mochte er wegen »In der Halle des Bergkönigs« aus der »Peer Gynt Suite«. Da fing es leise an und krachte dann ordentlich los. Es gab eine Zeit, da hatte er das Stück geliebt und immer mal wieder auf Partys, sehr zum Ärger der Gäste, angemacht, und zwar nicht zu leise. Das war immer ein großer Spaß gewesen. Aber außer seinem Freund Piet, mit dem er damals bei Die Drei Asse gespielt hatte, konnte sich niemand dafür erwärmen. Piet mochte »Solvejgs Lied« von Grieg immer besonders. Ob er geahnt hatte, dass er mal eine ganze Zeit mit einem gleichnamigen Mädchen zusammen sein würde? Was Piet wohl jetzt machte? Die beiden hatten sich auseinandergelebt, was Robert häufig traurig machte. Piet war nach Norwegen gezogen und somit auch nicht wirklich greifbar. Ob er dort in seinem kleinen Häuschen immer noch Grieg hörte? Robert sollte ihn mal besuchen. Aber dafür musste er sich einladen und das war nun wirklich nicht sein Fall, auch wenn es sich irgendwie immer noch um seinen besten Freund handelte. Der würde bestimmt denken, Robert würde nur günstig Urlaub in Norwegen machen wollen.

Robert nahm das Handy vom Tisch und schrieb eine Nachricht an Piet: »Hey ho, was geht? Kommst du bald mal wieder in die alte Heimat? Wir haben uns schon so lange nicht mehr gesehen.« Er schrieb noch, dass er gerade ohne Job, aber mit neuem Hobby glücklich sei, und schickte die Nachricht ab.

Grieg war Norweger. Rachmaninow war Russe. Beides hörte sich kantig und rau an. Robert gefiel die Idee, sich mit Rachmaninow zu beschäftigen, schließlich war das romantisch. Da gibt es doch einen Second-Hand-Laden unweit der Osterstraße, schoss es ihm in den Kopf. Und ehe er sichs versah, stand er im Mantel in der Tür und brach auf. Ob es peinlich war, in einen Laden zu gehen und etwas von einem Komponisten kaufen zu wollen, von dem man keine Ahnung hatte, durchfuhr es ihn. Bestimmt werde ich doof angeguckt. Ach was, man kann ja nicht alles wissen. Außerdem ist es ja löblich, dass man sich weiterbilden will. Dennoch sollte er sich ein paar Sätze zurechtlegen, so was wie: »Da gibt es doch dieses eine ganz bekannte Klavierstück. Was hat der denn sonst noch so gemacht?« Oder sollte er gefährliches Halbwissen vorspielen? Er wolle sich der russischen Klassik nähern. Ob es sinnvoll sei, mit Rachmaninow anzufangen? Nein, da würde man ihn sofort durchschauen.

Als Robert den Laden betrat, war dieser zum Glück leer bis auf den Verkäufer, der gerade ein paar LPs sortierte. Er grüßte kurz, so kurz, dass er damit signalisierte, er benötigte keine Hilfe, und ging zielstrebig auf die Klassik-LPs zu. Es gab ein paar ältere Aufnahmen, eine Oper, aber das war Robert zu hart, und noch zwei Klavierkonzerte. Aber die waren komisch nummeriert. Auf der einen Platte waren Klavierkonzert eins und drei drauf und auf der anderen war nur das zweite Konzert drauf. Dann gab es eine, auf der »Eine Auswahl der schönsten Melodien« stand. Dort waren zwei Stücke aus dem zweiten Klavierkonzert drauf. Das musste also das berühmte Stück sein, schlussfolgerte er. Warum konnte er sich nicht daran erinnern, von welchem Sascha so geschwärmt hatte?

»Oh, Rachmaninow, da ist wohl jemand verknallt?«, hörte er den Verkäufer plötzlich neben sich fragen.

»Ja, also ich will mich mal mehr mit russischen Komponisten, ähm, gibt es auch neuere Aufnahmen von Rachmaninow?«, stammelte Robert vor sich hin.

»Klar, die neuesten habe ich aber nur auf CD. Gerade gestern ist eine von Lang Lang reingekommen. Das ist aber schon echt, ich sag mal, Geschmackssache. Hast du denn schon die originalen Aufnahmen, von Rachmaninow selbst eingespielt? Die habe ich auch gerade da. Zwei CDs für zwölf Euro.«

»Ach was, die habe ich noch nirgendwo gesehen.« Robert musste raus aus dem Laden, ihm wurde ganz heiß und er brauchte dringend frische Luft. Der Verkäufer zeigte ihm die CDs und Robert stotterte: »Wow, super, die brauch ich. Das neue Zeug guck ich mir dann die Tage noch mal in Ruhe an, hab gleich noch einen Termin.« Robert zahlte und verließ fluchtartig den Laden. Was war denn da mit ihm passiert? So was kannte er sonst nur in Prüfungssituationen. Dafür hielt er jetzt eine CD von Rachmaninow himself in der Hand.

Sascha schaute auf die Uhr, gleich halb zwölf. Es wurde Zeit, aufzustehen und sich für die Spätschicht fertig zu machen. Das würde ein langer Abend auf Station. So wie morgen auch wieder. Und davor war sie ja noch mit Robert zum Frühstück verabredet. Der Gedanke gefiel ihr. Robert, ob er sie wieder küssen wollen würde? Sascha spürte, wie sie errötete. Sie brauchte jetzt erst einmal eine kalte Dusche, um auf andere Gedanken zu kommen.

»Hey Süße, deine Schicht fängt doch erst in zwanzig Minuten an. Was machst du denn schon hier?«, empfing sie Steffen, als Sascha überpünktlich auf der Station erschien.

»Ach, ich wollte nur noch in Ruhe einen Kaffee trinken und dann loslegen. Es ist ja genug zu tun.«

»So gefällst du mir, Süße. Ich hab mir nämlich schon ein bisschen Sorgen um dich gemacht. Am Sonntag warst du ja echt ganz schön von der Rolle, oder? Du sahst aus wie ein Gespenst. Dagegen strahlst du heute ja richtig.«

»Wie gesagt, ich hatte es mit dem Magen. Das hat mich ziemlich umgeboxt.«

»Ich hatte das Gefühl, dass es nicht nur der Magen war. Aber gut, dir scheint es wieder deutlich besser zu gehen. Das stimmt mich froh. Dann brauche ich mir um dich keine Sorgen mehr zu machen. Also packen wir es an. Lasset die Schicht beginnen.«

Als Robert wieder zu Hause auf dem Sofa saß und die CD hörte, gefiel ihm, was da aus seiner Anlage kam. Das war gar nicht so verrauscht, wie er erwartet hatte. Das hatte Kraft und wunderschöne Melodien. Er blickte auf sein neues Bild an der Wand. Rachmaninow und Schwarz-Weiß-Fotografien, das passte zusammen wie Arsch auf Eimer. Er sah, wie der Wind durch die Blätter der Bäume wehte, wie diese sich zu der Musik immer heftiger bewegten. In ihm kam der Drang hoch, einen Apfel zu essen. Aber er hatte keine Äpfel, Robert hatte nie Obst zu Hause. Wenn überhaupt, kaufte er sich mal eine Banane. Wieder etwas, das er ändern musste.

Ob das mit dem Älterwerden kommt? Dass man sich für Klassik und Obst interessiert? Im Alter fängt man an, sich für Country-Musik zu interessieren, sangen die Aeronauten. Ob er schon alt war? Er hatte einfach die falsche Musik zum falschen Zeitpunkt gehört. Aber das tut man auch, wenn man klein ist und die Musik der Eltern oder größeren Geschwister hört. Das kann einen prägen, aber irgendwann muss man sich eine eigene Identität zulegen. Er wurde jetzt erwachsen, er musste zumindest damit anfangen. Klassik war ein weites Feld, da gab es viel zu erforschen und er hatte eine Lehrerin gefunden, die ihm bestimmt einiges zeigen konnte.

Robert war aufgeregt. Morgen schon würde er Sascha wiedersehen. Ob sie sich auch so freute? Hätte er ihre Nummer, würde er sie anschreiben und ihr mitteilen, wie sehr er sich auf morgen freute. Aber Frauen mögen das ja nicht, dachte Robert. Die wollen ja, dass man sich rar macht, sagt man. So ein Blödsinn.

Die Streicher rissen ihn wieder aus seinen Gedanken. Das war abgefahren. Das war Musik, der er zuhören wollte, die aber ebenso zum Abschweifen einlud, um ihn gleich wieder einzufangen. So was hatte er noch nie erlebt. Schon rückte Sascha wieder in seinen Fokus. Sie hatte von ihrem Bruder erzählt, der diesen Song geschrieben hatte, den er einmal gecovert hatte. Ob er gleich das Demo einpacken sollte, um es ihr zu schenken? Nein, das war zu früh. Robert lauschte wieder der CD und nahm das Cover in die Hand. Wie erbärmlich, dass die meisten Leute Musik heute nur noch in schlechter mp3-Qualität streamten. Und überhaupt, wo blieb denn da die Kunst? Platten, über die man wissen will, wer sie eingespielt hat, wo sie wann entstanden sind, Gastmusiker, Verbindungen zu anderen Bands, Querverweise, so etwas findet man beim Streaming nicht, dachte er, während der Meister auf den Tasten herumhämmerte, um diese gleich wieder ganz zart anzuschlagen. Wellenförmig bewegte er sich über die Klaviatur. Wieder sah Robert sein Bild an und beschloss, sich langsam ins Bett zu legen. Morgen wollte er ausgeruht sein und irgendwie merkte er am Ende des Tages doch, dass ihm die letzte Nacht noch ganz schön in den Knochen steckte.

Das ist Doktor Franke«, stellte Steffen ihr den jungen Arzt vor, als er Sascha über den Flur führte, um ihr noch ein wenig mehr von der Station zu zeigen. Vor ihr stand ein hochgewachsener Mann um die dreißig mit vollem, dunkelbraunem Haar und grünen Augen. »Der ist seit einer Woche hier. Im Gegensatz zu dir also schon ein alter Hase. Und dafür hat er sich ja ganz gut gehalten.«

»An den Humor hier muss ich mich wohl erst noch gewöhnen«, erwiderte Dr. Franke mit einem Lächeln. »Hallo, ich bin Hendrik.« Er reichte Sascha die Hand. Sie war warm und trocken, sein Griff fest. »Ich denke, wir sollten gleich beim Du anfangen, oder?« Sascha nickte. »Na dann, auf eine gute Zusammenarbeit. Ich muss mal weiter meine Runde drehen.«

»Sieht der nicht schnuckelig aus? Ein echter Hingucker, wenn du mich fragst. Und ich glaube, der ist schwer in Ordnung«, flüsterte Steffen Sascha zu, als Dr. Franke im nächsten Patientenzimmer verschwunden war. »Aber das muss sich erst noch herausstellen. Spätestens wenn hier mal richtig die Hütte brennt, zeigt sich, auf wen man sich verlassen und mit wem man gut zusammenarbeiten kann.«

Nach einer halben Stunde hatten sie ihren Rundgang über die Station beendet und Sascha noch ein paar weitere neue Kollegen kennengelernt. Insgesamt schien es ein freundliches Team zu sein, in dem sie nun arbeiten würde. Jetzt saß Sascha mit Steffen und Claudia, einer zierlichen, sehr energisch wirkenden Kollegin, im Pausenraum bei einem Automatenkaffee und hörte den beiden zu, wie sie den neuesten Klatsch und Tratsch austauschten. Plötzlich wurde die Tür aufgerissen und Dr. Franke stürmte aufgeregt herein. »Wir haben einen Notfall hereinbekommen. Eine junge Frau, schwanger mit Zwillingen, hat starke Blutungen. Steffen, Claudia, kommt sofort mit in den OP.« Ohne zu zögern, sprangen ihre Kollegen auf und folgten dem Arzt. Sascha schloss sich instinktiv an und stand kurz darauf im Operationssaal. Auf dem Behandlungstisch lag eine blonde Frau, wild um sich schlagend und immer wieder »Meine Babys, meine Babys! Dieses Schwein, ich bringe ihn um« schreiend. Ihre Beine, ihr Bauch und ihre Arme waren blutverschmiert, die Haare klebten ihr im Gesicht. Sascha kam sich hilflos und verloren vor. Ihre Kollegen folgten routiniert wirkenden Abläufen, beruhigten die Patientin, fixierten sie und begannen mit der Narkose. »Wir müssen uns zuerst um die Kinder kümmern«, hörte Sascha Dr. Franke sagen. Seine Stimme war bestimmt und ruhig. »Und dann müssen wir ganz schnell die Blutungen der Mutter stoppen. Sie hat schon sehr viel Blut verloren. Steffen, ich brauch dich hier am Kopfende. Und hey Neue, du stehst im Weg, mach mal Platz hier.«

Eine ältere Kollegin, der Sascha bislang noch nicht vorgestellt worden war, legte ihr behutsam den Arm um die Schulter und nahm sie beiseite. »Ihr Kerl hat sie verprügelt und, so wie es aussieht, dabei mehrmals in den Bauch getreten. Daraufhin hat sie einen Blutsturz erlitten und es droht, dass sie ihre Babys verliert. Und um sie steht es auch nicht gut. Ihr Puls ist schon sehr flach. Hoffentlich bekommen wir sie noch stabil.« Während sich für Sascha alles um sie herum wie in einem Film abspielte, schien das Team routiniert und eingespielt zu funktionieren. Jeder hatte seinen Platz und seine Aufgabe und Dr. Franke koordinierte und instruierte mit großer Sicherheit. Sascha wollte helfen, unterstützend eingreifen, wusste aber nicht wie. Und das schien auch niemand von ihr zu erwarten. Im Gegenteil, sie hatte eher das Gefühl, hier in den Abläufen zu stören. Aber einfach wieder gehen und den Saal während der Operation verlassen? Das ging ja auch nicht. Also stellte sich Sascha so weit an die Seite, wie es nur irgendwie ging, um niemandem im Wege zu stehen.

»Habt ihr den Puls der Kinder? Verdammt, wir müssen die sofort rausholen.«

»Ich kann nur einen messen. Und den der Mutter. Allerdings sehr schwach. Was ist mit dem anderen Kind?«

»Ich hol die beiden jetzt raus. Guckt ihr, dass die Mutter stabil bleibt.« Die Anweisungen von Dr. Franke und seinem Kollegen, der ihm zur Seite stand, knallten wie Schüsse durch den Raum.

»Ich habe den Sohn. Hier nimm ihn und kümmere dich.«

»Was ist mit ihm?«

»Ich fühle keinen Puls, gar nichts. Sofort mit der Reanimierung beginnen.«

»Was ist mit dem Mädchen?«

»Ich bin dran. Bei ihr haben wir einen Puls.«

Der laute Schrei eines neugeborenen Kindes schallte durch den OP-Saal und Sascha musste lächeln, trotz all der Dramatik.

»Der Tochter geht es gut. Wir haben sie. Ich trenne sie ab. Und dann müssen wir uns um die Mutter kümmern. Dringend. Sie verliert immer noch viel zu viel Blut.«

»Hey Neue, nimm die Tochter und kümmere dich um sie.« Mit einem Mal hatte Sascha das Baby auf dem Arm. »Los mach Platz. Bring die Kleine raus.« Sascha wickelte das Baby in ein Handtuch und verließ den Raum. Jetzt wusste sie wieder, was zu tun war. Sascha funktionierte. Mit einem Mal wurde aus diesem Notfall für sie eine Routinehandlung. Ein Neugeborenes musste versorgt werden. Wie bei jeder Geburt. Sascha verdrängte den Zwillingsbruder und den kritischen Zustand der Mutter. Jetzt gab es nur noch diesen kleinen Menschen auf ihrem Arm, der ins Leben getreten war und um den sie sich nun kümmern musste. Und das tat sie mit großer Umsicht. Einige Minuten später hatte das Baby aufgehört zu schreien und Sascha glaubte, ein Lächeln in seinem Gesicht zu erkennen. Sascha fing an, sich zu entspannen und langsam herunterzuschalten. Vorsichtig wog sie das kleine Bündel auf ihrem Arm hin und her.

»Wir haben die Mutter so weit stabilisiert«, hörte sie plötzlich Dr. Franke neben sich. Sascha hatte ihn gar nicht hereinkommen hören. »Sie wird es schaffen. Im Gegensatz zu dem Jungen. Den konnten wir nicht mehr retten. Wir hatten ihn bereits verloren, bevor wir überhaupt anfingen. Aber immerhin geht es Mutter und Tochter so weit gut. Um die werden wir uns nun weiter kümmern. Und hey, Neue, gut gemacht.« Er legte Sascha eine Hand auf die Schulter und nickte ihr erschöpft zu. Sie schloss die Augen und atmete tief durch. Ihre erste Arbeitswoche. Und dann gleich so etwas. Ein Baby gerettet, eines verloren. Was für eine Dramatik. Und was für ein Wichser, der seiner schwangeren Freundin in den Bauch tritt, dachte Sascha und merkte, wie neben der Erleichterung die Wut in ihr aufstieg. Was gab es doch für beschissene Typen. Warum ließen sich immer wieder Frauen auf solche Arschlöcher ein? Es gab doch bestimmt auch anständige Männer da draußen. Hoffentlich hatte sie sich nicht in Robert getäuscht. Hoffentlich gehört er zu der guten Sorte Mann, dachte Sascha. Ich werde es herausfinden.

Gestern Bad Religion, heute Rachmaninow. Draußen war es immer noch so grau und verregnet wie am Vortag, als Robert in seiner Küche stand und aus dem Fenster sah. Klassik und Kaffee, das passte sehr gut zusammen. Robert war zufrieden mit seiner Musikauswahl. Der erste Espresso am Tag war die wichtigste Mahlzeit. Und dieser Donnerstagskaffee war etwas ganz Besonderes. Heute schmeckte er wie… Scheiße, er hatte ja gar keine Uhrzeit mit Sascha ausgemacht. Es war jetzt neun Uhr und Robert war davon ausgegangen, man träfe sich zu Frühstücksverabredungen immer um zehn. Aber keiner hatte das irgendwo festgelegt. Ob er das mal googeln sollte? Das war albern. Außerdem war die Katze ja schon in den Brunnen gefallen, falls Sascha das anders sah.

So schnell hatte er lange nicht mehr geduscht. Er konnte auch gar nicht nachdenken, wie er es sonst so gerne dabei tat. Er wurde hektisch. Ob er das Foto mitnehmen sollte? Er könnte ihr das mal zeigen. Nein, dazu müsste er es einpacken. Dafür war es jetzt zu spät. Als er angezogen war, war es bereits halb zehn. Wann machte das Chez Charles überhaupt auf? Er hatte keine Ahnung, er war noch nie vor zehn da gewesen. Egal, es war jetzt, wie es war, und er musste sich beruhigen. Sonst würde er noch mit verschwitzten Achseln auftauchen und das war bestimmt nicht sexy. Jetzt keine Gedanken an Achselschweiß verschwenden, sonst würden die Achseln noch vor Freude nass, weil überhaupt mal jemand an sie dachte. »Ganz ruhig, ich bin jetzt ganz ruhig.« Robert sprach mit sich selbst und setzte sich auf einen Küchenstuhl, atmete tief ein und aus. Die Jacke hatte er schon an. Es sollte doch Freude machen, sich mit Sascha zu treffen. Die Selbstüberlistung gelang, und als Robert wieder aufgestanden war, grinste er in den Spiegel im Flur. Er war bereit hinauszugehen, um diesen wundervollen Menschen zu treffen, den er so gerne näher kennenlernen wollte.

Das fühlte sich komisch an. Fremd und ungewohnt. Aber irgendwie auch aufregend. Heute wollte Robert sie im Chez Charles treffen. Der Mann, der sie Dienstagabend nach Hause begleitet und von dem sie vorletzte Nacht geträumt hatte. Noch vor ihrer Arbeit ein Date. Auch das hatte es bei Sascha noch nie gegeben. Aber für irgendwas musste so ein Spätdienst ja gut sein. Sie freute sich auf das Wiedersehen mit Robert und malte sich aus, wie er sie bereits erwartete und in die Arme schließen würde, wenn sie im Café erschien. Also wäre es wohl gut, wenn sie ein paar Minuten zu spät kommen würde. Aber für welche Uhrzeit hatten sie sich eigentlich verabredet? Sascha wusste es nicht. Ganz nüchtern war sie Dienstagnacht ja auch nicht mehr gewesen. Dieses Mexikaner-Zeug und der Whisky hatten es in sich gehabt. Sascha beschloss, um kurz nach zehn im Chez Charles aufzuschlagen. Das erschien ihr eine großstädtische Zeit für eine Verabredung zum Frühstück. Zu Hause im Sauerland wäre das viel zu spät, in ihrer Familie undenkbar. Der frühe Vogel fängt den Wurm. Nach solchen Kalenderweisheiten lebte man dort. Frühes Aufstehen galt da noch als Tugend, lange im Bett lagen nur Nichtsnutze. Das hatten ihre Eltern ihr schon in Kindertagen eingebläut. Dabei hatte Sascha es immer gehasst. Wie gerne blieb sie einfach mal lange in ihrem Bett liegen und begann den Tag in aller Gemütlichkeit. Doch ohne blöde Sprüche war das in ihrem Elternhaus nie möglich gewesen. Jetzt war es anders. Robert gehörte bestimmt nicht zu den Typen, die meinten, ein gelungener Tag muss unbedingt mit einem Weckerklingeln vor dem Sonnenaufgang beginnen.

Die Straßen waren trotz des Wetters voller Menschen, die ihre Einkäufe tätigten oder mit ihrem Kinderwagen herumliefen. So sehr Robert diese Emsigkeit missfiel, so sehr tauchte er heute in sie ein. Er fühlte sich, als ginge er, eine Zeitung über den Kopf haltend, durch das New York der 80er Jahre. Vor dem Chez Charles schüttelte er die imaginäre Zeitung und seine Jacke aus und trat ein. Es war jetzt kurz vor zehn, das Café hatte geöffnet, aber von Sascha war nichts zu sehen. Robert suchte sich einen kleinen, etwas abgelegenen Platz und nahm die Hamburger Morgenpost, die vor ihm auf dem Tisch lag, in die Hand. Einzig die Sportseite interessierte ihn.

Da gab sein Telefon einen Laut von sich. Er hatte eine Nachricht bekommen. »Hey Robby! Das hört sich ja weniger gut an, wenn man zwischen den Zeilen liest. Oder hast du grade schon neue Ideen am Start? Wir müssen uns wirklich mal wiedersehen. Leider bin ich auch in nächster Zeit nicht in der alten Heimat. Aber wenn du gerade keinen Job hast, dann komm doch mal rum! Bei mir ist immer Platz für dich, aber das weißt du ja. Hier ist alles wie immer. Viel Arbeit. Wenigstens zahlen die Norweger gut. Wir könnten ja auch André mal anhauen und eventuell einen Skatabend am Fjord planen. Was meinst du? Halt die Ohren steif und steck den Kopf nicht in den Sand! Piet.«

Der letzte Skatabend war schon ein paar Jahre her, aber die Idee war gut. Sehr gut sogar. In Norwegen konnte er bestimmt gute Fotos machen.

»Hallo Robert.« Sascha stand plötzlich vor ihm.

Robert sprang auf, umarmte sie und sagte: »Hey Sascha, da bist du ja.«

»Klar, wir sind ja verabredet. Oder wartest du schon lange? Wir hatten keine Zeit ausgemacht und da dachte ich, ich komme um zehn.«

»Cool, das habe ich auch gedacht. Setz dich! Wollen wir uns ein Frühstück bestellen?« Das war schnell gemacht und dann wurde es still.

»Was liest du denn da für eine Zeitung?«, durchbrach Sascha das Schweigen.

»Das ist die Mopo, aber lesen kann man die nicht wirklich, es sei denn, man interessiert sich für Fußball. Oder Horoskope.«

»Horoskope? Glaubst du an so was?«

»Quatsch. Aber das ist ein lustiger Zeitvertreib. Was bist du denn für ein Sternzeichen?«

»Ich bin Stier. Also leg dich bloß nicht mit mir an. Ich hab Hörner.«

»Krass. Alles klar, ich setze mich ein Stück weiter weg. Dann wollen wir mal sehen, was dir heute so bevorsteht: *Stier, 21. April bis 20. Mai. Ihr Kopf und Ihr Herz gehen heute getrennte Wege. Sie sind vermutlich aufgebracht, ohne den Grund dafür zu kennen. Versuchen Sie, Vernunft und Emotionen unter einen Hut zu bekommen. Verabreden Sie sich mit lieben Freunden oder verbringen Sie Zeit mit Ihrer Familie, um sich nicht allein zu fühlen. Erfüllen Sie sich den Wunsch nach Geborgenheit. Vor allem heute Nachmittag und Abend können Sie damit Ihr Wohlbefinden erheblich steigern.*«

»Ich glaub, mein Kopf geht grad nirgendwo hin. Oder überall hin. Keine Ahnung. Und mein Herz behalte ich bei mir. Aber wie schön, dass ich heute Morgen schon eine Verabredung habe. Was bist *du* denn für ein Sternzeichen? Liest du deins auch vor?«

»Natürlich, sonst ist es ja nicht lustig. Ich bin Fisch. *Fische, 20. Februar bis 20. März. Ein Treffen mit alten Freunden, ein Gespräch im trauten Familienkreis oder einfach ein paar ruhige Stunden bringen Ihnen heute Erholung von den Strapazen der letzten Wochen. Oder Sie lenken Ihre Gedanken in die Vergangenheit, ziehen Bilanz und planen Ihre Zukunft. Mit dem richtigen Ansatz lässt sich heute eine Tür öffnen. Ein glücklicher Zufall mag Ihnen Gelegenheit verschaffen, sich selbst zum Ausdruck zu bringen …* Was soll das denn bedeuten? Als würde ich nicht schon genug nachdenken. Das heißt wohl, wir müssen uns heute den ganzen Tag lang unterhalten, damit dein Kopf und dein Herz zueinanderfinden und ich eine Tür aufmachen kann.«

»Ich sehe dann die Tür mit Augen und Herz und du machst sie auf? Nein, ich bleibe dabei. Horoskope sind nichts für mich. Wenn ich wissen will, wann jemand Geburtstag hat, dann frage ich ihn. Wann hast du Geburtstag?«

»Ich hatte dieses Jahr schon Geburtstag. Pass auf: Ich bin 1992 geboren und sechs Jahre alt. Wann habe ich Geburtstag?«

Das war ein Spiel, das Robert gerne spielte. Die Leute verstanden es nie auf Anhieb, sie sahen den Wald vor lauter Bäumen nicht.

Anders Sascha. Sie starrte ihn an, riss die Augen auf und schrie ihm fast ins Gesicht: »Du hast am 29. Februar Geburtstag? Ernsthaft?«

»Ja, also ja, das stimmt.«

»Das ist abgefahren. Mein Bruder auch.« Sie kannte das also. Na gut, dann war das nicht so lustig. Aber so unlustig, dass es ihr die Sprache verschlagen musste, war es nun auch nicht. Er hatte es einfach nicht drauf, wenn es um Witze ging. Schnell das Thema wechseln.

»Wie alt bist du denn? Jetzt wo du mein Alter kennst, darf ich deines bestimmt auch erfahren?«

»Das ist ja eine ziemlich üble Masche. Aber gut, ich bin fünfzig.«

»Wie bitte?« Den Witz verstand er nicht. Ob der genauso blöd war wie seiner? Sie war ziemlich in seinem Alter, vielleicht ein wenig jünger. »Nein, verstehe ich nicht. Wie meinst du denn das?«

»Ach komm schon. Ich bin um Mitternacht zwischen dem 14. und 15. Mai zur Welt gekommen. Deswegen feiere ich an zwei Tagen Geburtstag.«

Ok, das war auch nicht wirklich witzig. Trotzdem war es ihm unangenehm, dass er nicht so weit gedacht hatte. »Ach so, das ist lustig. Dann sind wir zusammen 56. Ich kenne sonst niemanden, der auch am 29. Februar Geburtstag hat. Wie feiert denn dein Bruder seinen Geburtstag? Ich musste immer am 1. März feiern, weil meine Eltern meinten, es bringe Unglück, zu früh zu feiern. Aber ich konnte es als Kind immer nicht erwarten und so hat es sich eingeschlichen, dass ich schon am 28. Februar feiere. Aber heute feiere ich einfach rein und gleich wieder raus.«

»Bei meinem Bruder wurde das gar nicht diskutiert. Der durfte nicht vorfeiern. Da sind meine Eltern ziemlich strikt gewesen.« Sascha griff sich die Zeitung und blätterte lustlos darin herum. Sie brauchte wohl eine Gesprächspause. Robert sah sich das eine Weile an, dann bemerkte er, dass er zur Toilette musste. Als er zurückkam, lag die Zeitung auf dem

Tisch. Sascha hatte stattdessen ihr Telefon in der Hand und betrachtete Fotos.

»Was machst du denn da?«

»Fotos gucken, siehst du doch. Das ist mein Bruder, ich musste gerade an ihn denken.«

»Das ist der Henne? Den kenn ich doch, der ist auch schon ein paarmal hier gewesen. Krass.«

»Echt? Dann kennst du bestimmt auch Svenja?«

»Nee, ich kenne ihn nicht wirklich, bin mir aber sicher, ihn hier gesehen zu haben. Eine Svenja kenne ich allerdings nicht. Wer ist das denn?«

»Das ist die Freundin von Martin und ich dachte, sie würde hier arbeiten, deshalb war ich letztens auch schon einmal hier.«

»Warum fragst du ihn dann nicht, ob sie hier arbeitet? Der Henne heißt also in echt Martin?«

»Ja, und das hast du mich schon am Dienstag gefragt, aber da hast du wohl zu viele Mexikaner getrunken, wie?«

»Oder meine Aufmerksamkeit lag ganz woanders. Sorry. Das habe ich mir nicht gemerkt. Aber ich meine, dein Bruder hätte sich viel mit der Kellnerin unterhalten, die vor einiger Zeit hier gearbeitet hat. Danach habe ich ihn auch nicht mehr gesehen. Also vielleicht war das ja Svenja. Die habe ich nicht kennengelernt, momentan wechselt die Bedienung recht oft. Ich kann ja mal Charles fragen. Wenn einer das weiß, dann wohl er.« Ohne eine Antwort abzuwarten, ging Robert zum Chef des Cafés und kam alsbald mit der Antwort zurück. »Die letzte Kellnerin hieß wohl Andrea und die davor tatsächlich Svenja. Wie die jetzige heißt, hat er nicht gesagt.« Sascha sprang auf, ging zum Tresen und sprach mit Charles. Robert schaute sich im Café um. In einer Ecke saß eine Frau mit einem Neugeborenen auf dem Arm. Er dachte an das Gespräch von vorgestern Abend über Saschas Job. Als diese vom Tresen zurückkam, sagte er: »Schau mal, die Frau da drüben hat sich für den Weg nach rechts entschieden.«

»Das ist auch gut so. Ich freue mich immer, wenn sich die Menschen für das Leben entscheiden und nicht dagegen. Gestorben wird ja so schon genug. Und genau darüber muss ich jetzt auch dringend mit Svenja sprechen. Ich habe einen

Hinweis bekommen, wie ich sie finden kann, und deswegen muss ich jetzt mal los. Ich soll ja Zeit mit meiner Familie verbringen, sagt das Horoskop. Sei mir nicht böse. Aber hier ist meine Telefonnummer, damit wir beim nächsten Mal auch eine Zeit absprechen können.« Sie gab Robert einen Zettel, nahm ihre Sachen und war verschwunden.

Robert hatte nur ein kurzes »Ja, danke und viel Erfolg« herausgebracht und blieb verdutzt sitzen. Er bestellte sich noch einen Kaffee und dachte darüber nach, was er mit dem angebrochenen Tag anfangen sollte. Insgeheim hatte er gehofft, das Frühstück würde sich länger hinziehen und sie würden noch zusammen spazieren gehen. Dann hätte er Sascha gerne zu sich eingeladen, um ihr seine Fotos zu zeigen und sein Demo vorzuspielen. Nun war es halt so. Immerhin hatte er ihre Nummer und sie hatte gesagt, man könne das nächste Mal eine Zeit absprechen. Es würde also ein nächstes Mal geben. Warum suchte sie so dringend nach der Freundin ihres Bruders? Plötzlich fiel es Robert wie Schuppen von den Augen. Svenja musste schwanger sein. Immer wenn es um Schwangerschaft, Leben und Tod ging, wurde Sascha komisch. Wollte Svenja das Kind abtreiben lassen? Oder gar Saschas Bruder? Oder war Martin mit der Situation nicht klargekommen und deswegen abgehauen? Die Schwangerschaft würde zumindest erklären, warum Svenja nicht mehr im Chez Charles arbeitete. Robert bedauerte, dass er Sascha nicht hatte helfen können. Aber sie kannten sich nicht gut genug, als dass er die Situation gleich hätte erfassen können. Er nahm sein Telefon aus der Tasche und schrieb eine Nachricht an die Nummer, die Sascha ihm gegeben hatte: »Hey Sascha. Das war trotz der Kürze ein schönes Frühstück mit dir. Ich hoffe, wir können das bald wiederholen. Ich wünsche dir viel Spaß oder Kraft bei deiner Familie. Vielleicht auch beides, je nachdem, was du brauchst. Robert.« Das fühlte sich gut an. Nun war sie an der Reihe, sich zu melden, und er konnte sich im Warten üben.

Jetzt hatte sie endlich eine erste Spur, die sie zu Svenja führen sollte. Charles hatte ihr immerhin sagen können, wo sie Andrea finden würde, und vermutet, dass Andrea und Svenja befreundet waren. Vielleicht würde Andrea ihr konkrete

Hinweise geben, ihr vielleicht sogar direkt sagen, wo sich Svenja zurzeit aufhielt. Dieser Spur musste Sascha sofort nachgehen, auch wenn sie es schade fand, das Treffen mit Robert deshalb so schnell beenden zu müssen. Sie würde ihn in den kommenden Tagen bestimmt wiedersehen und dann auch mehr Zeit mitbringen. Aber ihre Mission, Svenja zu finden, durfte sie nicht aus den Augen verlieren. Das hatte absolute Priorität.

Das Café, in dem Andrea inzwischen arbeitete, war ein Katzencafé in Ottensen. Was war das denn wieder für ein Hipster-Scheiß? Ein Katzencafé. Sascha schüttelte den Kopf, als sie im Bus dorthin unterwegs war. Sie zog ihr Handy hervor, ignorierte die verpassten Anrufe und Nachrichten ihrer Mutter erneut und googelte es: »Ins Katzencafé Ottensen dürfen die Gäste ihre Katzen mitbringen, die dort genauso gerne gesehen sind wie Frauchen und Herrchen. Es gibt Kratzbäume und Spielecken für die vierbeinigen Freunde. Außerdem kann auch Essen für sie bestellt werden. Natürlich alles bio – genau wie für ihre Begleiter. Bei uns sollten sich Mensch und Tier gleich wohl fühlen.« Die spinnen doch, dachte Sascha und musste unwillkürlich grinsen.

Als Sascha noch klein war, musste sie einmal ihren Großvater begleiten, als dieser einen Wurf Katzenbabys in der Aschersiepen ertränkte. Ein Weibchen auf seinem Hof hatte geworfen und niemand wollte dort noch mehr Katzen haben. Da auch sonst niemand in Föckinghausen Interesse an einem kleinen Fellknäuel hatte, mussten diese also entsorgt werden. Damit ging man in der Familie Hardt ganz pragmatisch um. So steckte Opa Ludwig die Katzenbabys in einen alten Kartoffelsack, stopfte noch ein paar große Kieselsteine dazu und schmiss den Sack in den Bach, wo dieser sofort auf den Grund sank. Sascha weinte und schrie. Die Katzen taten ihr leid, sie wollte jede einzelne retten und ihnen das Leben schenken. Stattdessen musste sie mit ansehen, wie diese jämmerlich ertranken. Es sollte eine Lektion sein, die sie auf das spätere Leben vorbereitete, sagte Opa Ludwig. Da würde einem auch nichts geschenkt und nur die Starken würden sich durchsetzen. Ihr Großvater lachte, als sie zurück zum Hof gingen, und meinte, es würde eh viel zu viele Katzen geben. Auch ihr Vater zeigte später kein Verständnis für derlei Sentimentalitäten. Sascha sollte sich zusammenreißen. Ihr schauderte bei der Erinnerung an so viel Grobheit und Brutalität, mit der sie in ihrer Kindheit konfrontiert worden war. Dann lieber ein Café für Katzen, wo diese genauso behandelt werden wie Menschen. Verrückte Welt, dachte Sascha. Und irgendwie beruhigte sie dieser Gedanke. Eine Verrückte unter lauter Verrückten ist ja fast schon wieder normal. Schlimm ist doch nur, wenn sich die Leute nicht eingestehen, wie verrückt sie sind. Sascha mochte unter Depressionen leiden, nicht der einfachste und umgänglichste Mensch sein. In Gesellschaft tat sie sich schwer, litt unter ihren Phobien und sozialen Zwängen und Erwartungen, die sie nicht zu erfüllen glaubte. Aber sie war ehrlich zu sich und ihrer Umwelt und machte niemandem etwas vor, wollte nichts darstellen, was sie nicht war. Und bestimmt gab es da draußen auch Menschen, die genau das schätzen würden. Vielleicht gehörte Robert dazu. Der schien ihr ähnlich sensibel zu sein, nur dass er damit gänzlich anders umging. Sie wollte ihn bald wiedersehen. Aber nicht jetzt. Jetzt musste sie Andrea finden, um hoffentlich zu erfahren, wo Svenja sich aufhielt.

Als Robert wieder zu Hause war, durchstöberte er die Kleinanzeigen im Internet. Er hatte sich Filme gekauft, die für Innenaufnahmen ein Blitzgerät benötigten. Diesmal aber würde er sich nicht auf längere Gespräche einlassen. Tatsächlich wurde er fündig.

Wie gern würde er es gleich ausprobieren, dachte er, als er das Blitzgerät in den Händen hielt. Er würde morgen einfach mit dem Zug nach Malente fahren und sich dort ein Zimmer nehmen. Vermutlich würde das Gerät auch in dunklen Wäldern seine Wirkung haben, wenn er zum Beispiel einzelne verwunschene Bäume ablichten und diese vom Rest der Umgebung abheben wollte. In seiner Fantasie malte er sich neue Motive aus und wieder einmal konnte er nicht auf den nächsten Tag warten. Er musste etwas zur Beruhigung tun. Da fielen ihm die CDs ein, die er am Vortag erworben hatte. Es war gar nicht zu einem Gespräch mit Sascha über Rachmaninow gekommen, aber das war nicht schlimm. Er würde sie wiedersehen, es lag so viel gemeinsame Zeit vor ihnen, wenn es nach ihm ging. So viele Möglichkeiten, alles zu besprechen, was ihnen wichtig war.

Die Musik zog ihn in ihren Bann und als er sich daran erinnerte, dass er noch eine Flasche Rioja in der Küche stehen hatte, kam wieder das Gefühl in ihm auf, ein Künstler zu sein. Er öffnete die Flasche, machte ein kleines Licht an und kramte Stift und Zettel hervor. Vielleicht konnte man zu Fotos ja auch eine Art Drehbuch schreiben. Immerhin sah er schon viel in seinem Kopf. Er wollte versuchen, die Ideen auf Papier zu bringen, um dann zu sehen, wie sich diese in der Realität umsetzen ließen. Mit Sicherheit würde das Motiv eine andere Form annehmen. Wenn er aber versuchte, die Ideen zu skizzieren, dann könnte das hilfreich sein. Und wenn nicht, dann hatte er wenigstens etwas zu tun, während er Wein trank. Da fiel sein Blick auf das Telefon. Sascha hatte sich noch immer nicht gemeldet. Aber sie hatte bestimmt viel zu regeln. Hoffentlich geht es ihr gut und sie kann den Konflikt lösen, dachte Robert. Dann ging er systematisch an seine Aufzeichnungen. Was sollte das Thema seiner nächsten Reihe sein? Die Schatten hatten sich ja nun verzogen und irgendwie war das auch ein Thema für Anfänger. Nach seinem Bild an der Elbe war Robert kein Anfänger mehr. Malente lag im Herzen der Holsteinischen Schweiz. Dort gab es viele verwunschene Seen, die mitten im Wald lagen, daran erinnerte Robert sich aus seiner Kindheit. Wasser und Wald, wo war da der Zusammenhang? Er wusste genau, wie ein Foto aussehen sollte. So wollte er zum Beispiel einen Baum ganz nahe mit Blitz fotografieren. Seine Rinde würde das Motiv vorgeben und im Hintergrund sollte der See zu sehen sein, in Sonnenlicht getränkt. Der Blitz würde den Belichtungsunterschied ausgleichen. Aber dann hätte er wieder das alte Thema, Licht und Schatten. Haben alle Künstler zuerst eine Vorstellung, ein Bild vor Augen, um sich dann das Thema, unter dem sie es verkaufen wollen, entsprechend hinzubiegen? So schlimm war es wohl nicht. Schließlich suchte er ein Thema aufgrund eines ersten Bildes, welches er im Kopf hatte, um dann die anderen Motive des Themas wegen auszusuchen. See, sehen, Wald, Bäume – den Wald vor lauter Bäumen nicht Seen? Er hatte schon drei Gläser intus. So wurde das nichts. Er gestand sich ein, doch noch kein Profi zu sein, und zeichnete drei andere Motive, die er im Kopf hatte, auf das Blatt. Über die Zeichnungen schrieb er in dicken Buchstaben: Wasserkreislauf. Pah! Das war einfach so aus ihm herausgekommen. Der Künstler braucht den Wein wie der Baum das Wasser, dachte er und beschloss, sofort ins Bett zu gehen. Rachmaninow war auch schon müde und hatte den Deckel des Flügels vor einiger Zeit geschlossen. Doch als Robert im Bett lag, ließ er sich den Abend noch einmal durch den Kopf gehen. Eine Flasche Rotwein war doch zu viel für einen kleinen Künstler wie ihn. Die Abfahrt nach Malente würde er etwas verschieben müssen.

Natürlich kenne ich Svenja. Wir haben ja fast ein Jahr zusammen bei Charles gearbeitet. Bevor ich dann mit einer Freundin dieses Café hier eröffnet habe. Und du bist die Schwester ihres Freundes Martin?«, fragte Andrea, die sich als offene und sympathische Frau herausstellte. Sie hatte sich zu Sascha an den Tisch gesetzt, als diese sie auf Svenja angesprochen hatte. Andrea trug hellbraune Dreadlocks und schwarze Klamotten. Ihre Füße steckten in bequemen Arbeiterstiefeln.

»Ja«, antwortete Sascha. »Kennst du meinen Bruder auch?«

»Nein, das nicht. Aber Svenja hat mir viel von ihm erzählt. Und von ihren gemeinsamen Plänen von dem Surfshop.«

»Surfshop?«

»Weißt du das denn nicht? Hat dir das dein Bruder nicht erzählt? Die beiden wollen doch einen Surfshop in Eutin aufmachen. Svenja hat in den letzten Monaten von kaum etwas anderem geredet.«

»Das Verhältnis zu meinem Bruder ist in letzter Zeit etwas schwierig geworden. Deshalb möchte ich auch gerne mit Svenja reden«, versuchte Sascha, sich zu erklären. »Hast du eine Ahnung, ob die beiden ihren Surfshop schon eröffnet haben? Und wo ist eigentlich dieses Eutin?«

»In der Holsteinischen Schweiz, nicht weit von Malente.«

»Kenne ich auch nicht.«

»Das macht nichts. Jedenfalls haben sie, soweit ich weiß, den Laden noch nicht eröffnet und sind kräftig mit Renovieren beschäftigt. Aber warte mal, ich such dir die Adresse raus.« Andrea tippte auf ihrem Handy herum, nahm Zettel und Stift zur Hand und schrieb etwas auf. »Hier. Albert-Mahlstedt-Straße 2. Da müsstest du sie finden.« Sie reichte Sascha den Zettel herüber.

»Danke«, stammelte diese, von den Neuigkeiten noch ziemlich überrumpelt. »Dann werde ich wohl mal nach Eutin fahren.«

»Willst du Svenja nicht erst einmal anrufen? Ich kann dir auch gerne noch ihre Nummer geben.«

»Nein, ich glaube, ich muss persönlich mit ihr sprechen. Vielen Dank, du hast mir sehr geholfen.« Ein Surfshop in Eutin? Na, das passte zu Martin. Surfen war neben der Musik immer schon seine Leidenschaft gewesen. Warum also nicht ein entsprechendes Geschäft eröffnen? Das machte alles Sinn in Saschas Augen. So war ihr Bruder. So war er immer schon gewesen. Keinen Sinn machte es, dass er ihr nichts davon erzählt hatte. Sie fühlte sich gekränkt und hintergangen. Vielleicht gab es aber gute Gründe dafür. Das zumindest hoffte sie. Und das würde ihr Svenja erzählen können. Sie musste also nach Eutin. Am besten Samstag, denn das Wochenende hatte Sascha frei. Heute und morgen noch einmal arbeiten, dann könnte sie los.

Wie spät es wohl war? Robert hatte das Zeitgefühl komplett verloren. Er setzte sich auf, nahm einen Schluck Wasser vom Nachttisch und suchte sein Telefon. Er hatte es im Wohnzimmer gelassen. Es war kurz vor elf, niemand hatte versucht, ihn zu erreichen, er hatte keine Nachrichten. »Wasserkreislauf« stand auf einem Zettel mit wirren Zeichnungen. Was hatte ihn denn da geritten? Damit würde er sich später befassen müssen. Nun erst einmal duschen, einen Kaffee trinken und dann die Reise nach Malente planen. Unter der Dusche bekam Robert immer mehr Sehnsucht nach Sascha. Wie gerne würde er sie mitnehmen auf seine Reise. Er konnte keinen Gedanken mehr fassen, in dem Sascha nicht vorkam. Scheiße, es hatte ihn voll erwischt. Quatsch, das lag an der Sehnsucht, die ein Künstler entwickelt, wenn sich der Alkohol in seinem Körper langsam abbaut und damit alle Energien auf sich zieht. Klar dass es dann keinen anderen Gedanken gab, als den einen sehnsüchtigen, der Halt und Geborgenheit versprach. Und Sascha war dieser Halt. Wie es ihr wohl ging, was hatte sie gestern noch erreichen können? Robert musste sich bei ihr melden. Er hätte sich die Finger abhacken können und dennoch mit den Stumpen eine Kurznachricht verschickt. So klar war es ihm, dass er ihr schreiben musste und zugleich, wie uncool das war. Er trank seinen Kaffee, ohne auf den Geschmack zu achten, und fing an, eine Nachricht zu tippen: »Hey Sascha, wie sieht es aus? Gehen Kopf und Herz wieder gemeinsame Wege? Mein Weg wird mich in Richtung Malente führen.« Nein, das war nichts. Er wollte nicht auf eine Antwort warten und geschrieben hatte er ja gestern schon. Er wollte ihre Stimme hören. Ehe er sichs versah, hatte er auf »Anruf« gedrückt und es erklang ein Freizeichen, kurz darauf Saschas Stimme: »Hallo?«

Warum habe ich mir gestern bloß nicht die Nummer von Svenja geben lassen, ärgerte sich Sascha, als sie bei Google Maps nachschaute, wie sie am besten mit ihrem Van nach Eutin kommen würde. Wer weiß, ob Svenja überhaupt da ist. Nicht dass sie ganz umsonst den Weg in die Holsteinische Schweiz antreten würde. Aber so war es jetzt nun mal. Morgen, am Samstag in der Früh, wollte sie losfahren. Endlich mehr erfahren über ihren Bruder und seine Freundin. Und ihre gemeinsamen Pläne. Sascha war aufgeregt, als sie über ihr mögliches Treffen mit Svenja nachdachte. Zum Glück war Eutin gar nicht so weit von Hamburg entfernt. Zumindest nicht, wenn man mit dem Auto unterwegs war. Da könnte sie am Abend auch noch problemlos wieder zurückfahren. Oder einfach dableiben und im Van übernachten. Das würde sich dann vor Ort zeigen, dachte Sascha, als ihr Handy klingelte.

»Oh, hi Sascha, Robert hier. Ich, ich wollte mich mal melden. Störe ich gerade oder hast du kurz Zeit?«

»Robert, hi! Nee, du störst nicht. Ich sitze über einem Plan fürs Wochenende. Ich glaube, ich werde morgen nach Eutin fahren. Das ist in Schleswig-Holstein, so zwischen Lübeck und Kiel ungefähr.«

»Ach Quatsch. Jetzt ernsthaft?«

»Ja, wieso? Ich dachte, du kommst aus Schleswig-Holstein. Da müsstest du das doch eigentlich kennen?«

»Ja, klar kenne ich Eutin. Ich war nur so erstaunt, weil ich eigentlich vorhatte, heute nach Malente zu fahren. Das ist direkt nebeneinander. Ich wollte mich da in den Wald schlagen und Fotos machen. Da könnten wir ja fast zusammen fahren. Was hast du denn da vor?«

»Wegen Svenja, die ist in Eutin. Das habe ich gestern herausgefunden. Aber zusammen fahren, nee du. Ich glaube, ich muss mich da voll drauf konzentrieren und das mache ich am besten, wenn ich alleine im Auto sitze.«

»Ach so, ja klar. Ich wollte eh mit dem Zug fahren.«

»Dann wünsche ich dir eine gute Reise und wir hören uns einfach, wenn wir zurück sind, ok? Dann will ich auch mal deine Bilder sehen.«

Ein Pfeil durchschoss Roberts Herz und seine Lunge, er konnte kaum noch atmen. Hatte sie gerade wirklich gesagt, sie wolle seine Bilder sehen? Hatte sie wirklich Interesse gezeigt? Anscheinend war da zwischen den beiden etwas. Nur mussten sie noch herausfinden, was es war, und vielleicht brauchte Sascha einfach etwas länger. Schließlich war sie ja auch gerade in einer blöden Situation. Sie würde vielleicht Tante werden und kannte noch nicht einmal die Mutter ihres Neffen oder ihrer Nichte. Hatte sie überhaupt gesagt, was es werden würde?

»Robert? Bist du noch da?«

Er hatte ganz vergessen zu reden. »Äh, klar. Ja super, das machen wir. Ich habe keine Ahnung, wie lange ich bleibe, und dann schreiben wir uns einfach?«

»Ich schreibe nicht so gern, ich spreche lieber mit den Menschen. Dann mach es gut und viel Erfolg.«

»Danke, dir auch.« Robert ging zu seiner Anlage und warf die CD von Rachmaninow in den Player. Ja, der Verkäufer hatte recht, er war verknallt.

Ist das jetzt einfach ein großer Zufall? Oder stalkt der dich, dachte Sascha, nachdem sie aufgelegt hatte. Auch Robert wollte in die Holsteinische Schweiz fahren. Zwar nicht nach Eutin, dafür aber nach Malente. Bullshit, schoss es ihr durch den Kopf. Das war Zufall. Unterstell dem Kerl doch nicht gleich irgendwelche schlechten Absichten, ermahnte sie sich. Wenn er sie stalken wollte, könnte er das jeden Tag hier in Hamburg tun. Schließlich wusste er inzwischen, wo sie arbeitete und auch wohnte. Aber so war Robert nicht. Der war anders. Davon war Sascha überzeugt. Und er wollte sie begleiten. Zumindest hatte er es ihr angeboten.

Doch sie hatte gleich abgeblockt. Reflexartig, ohne weiter darüber nachzudenken. Das war ihre Sache. Svenja, Martin, der Surfshop, was ging das Robert an? Andererseits würde sie bei dem Ausflug ein bisschen Rückenwind gut vertragen können. Jemanden an ihrer Seite zu wissen, der sie bei ihrem Vorhaben unterstützte, das war vielleicht gar nicht so schlecht. Schließlich hatte sie sich sehr wohl in Roberts Gegenwart gefühlt. Und sie würde sich nicht so einsam auf ihrem Weg nach Eutin fühlen. Ach scheiße, du bist echt eine Idiotin, dachte sie. Lass doch einfach mal einen Menschen in dein Leben rein.

Sie schaute auf die Uhr, gleich zwölf. Zeit der Entscheidung. In einer halben Stunde würde ihre Schicht anfangen. Was hatte sie zu verlieren? Sascha nahm erneut ihr Handy zur Hand und wählte Roberts Nummer.

»Hey Robert, ich bin es noch mal, Sascha.«

»Oh, hallo. Was gibt es denn?«

»Ich habe gerade noch mal darüber nachgedacht, was du vorhin gesagt hast. Also, dass wir ja auch zusammen nach Eutin fahren könnten. Warum eigentlich nicht? So schlimm wird das schon nicht werden. Vielleicht sollten wir das einfach machen.« Das war jetzt nicht wirklich charmant gewesen, aber das war auch nicht ihr Ding. Immerhin hatte sie es gemacht.

»Ja gerne«, antwortete Robert. »Ich fände das gut. Wie willst du denn eigentlich da hinfahren?«

»Mit meinem Van. Oder vielmehr mit Martins Van. Da kann ich auch drin übernachten, wenn das in Eutin länger dauern sollte. Das bietet sich also an. Wenn du magst, komm doch morgen früh hier zum Elim und wir fahren gemeinsam los. Passt dir neun Uhr oder ist das zu früh?«

»Nein, das passt. Ok, dann sehen wir uns morgen bei dir. Ich werde pünktlich da sein.«

»Ok. Dann bis morgen.«

»Ja, bis morgen. Ich freu mich, das wird bestimmt schön«, entfuhr es Robert. »Also wir schauen mal, dass wir das Beste daraus machen. Ich meine, vielleicht haben wir einfach eine gute Zeit zusammen. Oder zumindest einen gelungenen Ausflug. Oder …« Sascha hatte längst aufgelegt.

Das war jetzt doch etwas zu viel für Robert. Der Rioja vom Vorabend machte sich immer noch bemerkbar. Nun hatte er also doch eine gemeinsame Fahrt mit Sascha vor sich. Ob das mehr als nur eine Fahrt werden könnte? Vielleicht sollte er ein paar Ideen vorbereiten, nur für den Fall, dass sie doch mehr Zeit miteinander verbringen würden. Was konnte man denn Romantisches in Eutin erleben, fragte er sich. Das Internet erklärte ihm, Eutin sei die Rosenstadt, was auch immer das zu bedeuten hatte. Zumindest klang es wahnsinnig romantisch. Außerdem gab es die Eutiner Festspiele. Dort wurden Opern im Schlossgarten auf einer Freilichtbühne aufgeführt. Die Recherche machte ihn müde. Vielleicht sollte er erst mal ein kleines Nickerchen halten, bevor er in die detaillierte Planung des gemeinsamen Wochenendes ging. Oh, jetzt war es schon ein gemeinsames Wochenende. Robert musste vorsichtig sein. Er wusste, dass er sich allzu schnell in Dingen verlieren konnte, um oft genug nachher enttäuscht zu sein, von dem, was nicht passiert war. Er legte sich in sein Bett und schlief auch sofort ein.

Plötzlich riss ihn die Türglocke aus seinem Schlaf. Nanu? Eigentlich bekam er nie Besuch und der Ableser war ja nun dieses Jahr auch schon da gewesen. Er öffnete die Tür und Sascha stand vor ihm. Glücklich nahm er sie in den Arm und sie drückten sich herzlich. Wie warm sie war und wie gut sie roch. Er wollte noch weiter sein Gesicht an ihren Hals drücken, doch sie löste die Umarmung und ging durch die Wohnung. Wortlos setzte sie sich auf sein Bett und löste ihre Haare, was Robert im Türrahmen stehend beobachtete. Offenbar hatte sie ein Haargummi oder eine Klammer verloren und tastete an der Seite des Bettes danach. Robert erstarrte. Unter dem Bett sah er eine kleine Nasenspitze mit Barthaaren hervorlugen. »Nein«, rief er, »du darfst da nicht ...« Doch sie hatte sich schon neben das Bett und ihre Hand daruntergelegt, um nach dem verlorenen Gegenstand zu suchen.

»Wieso? Versteckst du da etwas Geheimnisvolles?«, fragte sie, während sie nach und nach mit ihrem ganzen Körper unter das Bett kroch.

»Ich weiß nicht. Ich glaube, ich habe da gerade eine Maus oder so gesehen. Also es war eine ganz schön große Maus.«

»Hier ist keine Maus. Aber oh, ist das niedlich!«, hörte er sie irgendwie seltsam weit entfernt. Robert löste sich aus seiner Starre und ging zu der Seite seines Bettes, an der sich eine große Öffnung befand, durch die auch er kletterte. »Schau mal, ein kleiner Wombat!«, sagte Sascha. Tatsächlich befanden sie sich jetzt in einer runden Einraumwohnung, recht unaufgeräumt, mit Lehmwänden, Fenstern ohne Glas und einer geöffneten Tür, die auf ein sandiges Außengelände wiesen. In der Mitte des Raumes saß ein Wombat auf einem Tisch und sah die beiden liebevoll an. Sascha streichelte das Tier, welches die Berührung offensichtlich genoss, und Robert wünschte sich, auch ein Wombat zu sein, der von Sascha gestreichelt wurde. Er schaute durch den kleinen Raum und fragte sich, ob es denn keine Toilette gäbe. Er musste plötzlich dringend pinkeln. Da er aber keine fand, ging er durch die Tür. Draußen standen mehrere dieser kleinen Lehmhütten, aufgereiht wie er es nur von amerikanischen Kleinstädten mit ihren Häusern und Vorgärten kannte. Doch nirgends ein Busch oder Ähnliches. Er lief die Straße entlang und sein Bedürfnis wurde immer größer. Das Einzige, was einem Busch ähnelte, war ein Gewächs von einem Meter Höhe, um das sich die Straße bog, an dessen Rand die Häuser standen. Kurzentschlossen stellte er sich davor, nachdem er sichergegangen war, dass kein Mensch in der Nähe war. Er öffnete die Hose und hörte plötzlich einen Hubschrauber näher kommen. Aus der Ferne, nein, plötzlich aus unmittelbarer Nähe schnellten Polizeiwagen mit lauten Martinshörnern heran und umzingelten ihn.

»Wildpinkeln ist hier untersagt und wird mit schweren Strafen geahndet«, hörte er einen Mann durch einen Lautsprecher sagen. Robert drehte sich um und sah seine einzige Chance zu entkommen, indem er durch eine kleine Spalte zwischen zwei Einsatzwagen schlüpfte, die ihn direkt zu dem Haus brachte, das er zuvor verlassen hatte. Plötzlich gerieten die Polizisten in Aufregung, als ein ausgewachsener Orang-Utan mit wildem Gebrüll auf sie zulief und über ihre Wagen krachte, als wäre er King Kong. Robert gefror das Blut in den Adern und er blieb wie angewurzelt stehen. Schüsse hallten durch die Luft, das Tier wurde immer wieder getroffen und kam dabei bedrohlich nah auf ihn zu. Ehe er sichs versah, hatte der Affe Robert auf den Arm genommen und war mit ihm im Haus verschwunden. Robert schlotterte vor Angst.

»Danke, Chewie! Du hast Robert das Leben gerettet!«, sagte Sascha liebevoll und schloss den Orang-Utan mitsamt Robert auf dem Arm in die ihren. Das Tier setzte Robert ab und umschlang Sascha mehr und mehr. Sie verwoben sich zusehends, bis Chewie in Sascha verschwand. »Nun ist mein Herz wieder bei mir und kann mit meinem Kopf gemeinsame Wege gehen«, sagte Sascha zu Robert, der sich in seinem Bett umdrehte und merkte, dass er wirklich fürchterlich dringend aufs Klo musste.

Tagsüber zu schlafen war ja ganz schön aufwühlend. Was man da alles so träumte. Aber Robert war doch kein Träumer. Er war im Hier und Jetzt, und das bedeutete, Pläne zu machen. Oder war das auch Träumerei? Eines war er vor allen Dingen: ein hoffnungsloser Romantiker. Er würde ein kleines Programm ausarbeiten und Sascha dieses auf der Fahrt nach Eutin präsentieren. Er recherchierte und hatte tolle, sehr romantische Ideen. Da gab es die Bräutigamseiche. Ein Baum mit eigener Postanschrift, an den Verliebte aus aller Welt ihre Liebesbriefe an bekannte und unbekannte Menschen schrieben, auf der Suche nach dem Glück. In der Nähe gab es einen vom Wald umschlungenen See, der der Sage nach aus Tränen eines unglücklichen Mädchens entstanden war, nachdem es von einem Edelmann ausgenutzt und trotz Versprechen auf eine Hochzeit - vermutlich unter der Bräutigamseiche - sitzen gelassen wurde. Er könnte mit Sascha in das griechische Restaurant im Stadtkern gehen und sie vielleicht zu einer Nacht im alten Schlosshotel überreden, welches er gerade vor sich auf dem Monitor sah. Das war nicht ausgebucht und auch überhaupt nicht so teuer, wie man meinen würde. Wo war da der Haken?

»Ach Robert, nicht immer überall Fehler suchen. Du solltest dich mal auf etwas einlassen«, sagte er leise zu sich selbst. In einem Schloss könnten sie einen kleinen standesgemäßen Drink zu sich nehmen. Ein wenig Alkohol könnte sie zueinander führen. Aber was war standesgemäß? Woran würde sich ein Künstler bedienen, wenn er die Aufgabe vor sich hatte, seine Muse zu formen? Sagte man das so? Sascha sollte auf jeden Fall seine Muse werden und trinkfest war sie auch.

Er musste an seinen Freund Piet denken, der hatte ein Faible für schottischen Whisky. Zweimal hatte er Robert schon damit in Kontakt gebracht. Das war was zum Genießen. Schade nur, dass Robert keine Ahnung hatte. Sascha aber offensichtlich auch nicht, schließlich schien sie ihren Whisky mit Cola zu trinken wie letztens im Karlssons. Die beiden Flaschen, die Piet angeschleppt hatte, waren starke Inselwhiskys gewesen. Vielleicht eine Spur zu torfig für Sascha? Whisky war ein großes Feld. Er würde jemanden brauchen, der Ahnung davon hatte.

Übereifrig schwang Robert sich in seine Jacke und ging zur U-Bahn, um ein bekanntes Spirituosengeschäft aufzusuchen. Dort würde er gut beraten und mit Sicherheit fündig werden. In der U-Bahn setzte er sich auf einen freien Platz zwischen eine Kleinfamilie. Vater und Mutter unterhielten sich, während das Mädchen ihren Kopf in den Schoß der Mutter gelegt hatte und ruhig vor sich hin träumte. Sie strahlte eine enge Verbundenheit zu ihren Eltern aus. Bedingungslose Liebe, schoss es Robert in den Kopf, so etwas findet man nur bei Kindern. Liebe zwischen zwei Menschen, die sich erst im Laufe ihres Lebens kennengelernt hatten, das war etwas anderes. Da war es Neugierde auf den anderen, die Sehnsucht, etwas in ihm oder ihr zu finden, das einen in dem bestärkte, was man selbst war. Jemanden finden, der einen verstand, ohne dass man sich erklären musste.

Die Liebe in der Familie war anders, man war füreinander da, ob man es wollte oder nicht. Diese Liebe war nicht frei gewählt und doch war sie oft intensiver als die, die man sich suchte. Sie führte aber selbstverständlich auch zu Auseinandersetzungen. Warum verstanden sich viele Familien nicht? Weil sie sich untereinander nicht ausreichend wertgeschätzt fühlten. Robert musste an seine Eltern denken. Er liebte seine Eltern. Auch wenn sie nicht immer einer Meinung waren. Sie hatten ein starkes Band, das alle drei umschlang und sie hielt.

Nach einer Weile setzte sich ein anderes Paar mit einem kleinen Jungen auf eine frei gewordene Sitzgruppe nebenan. Diese Familie war das komplette Gegenteil der anderen. Der Vater holte sofort sein Handy raus, die Mutter kramte in ihrer Einkaufstasche. Der Junge wollte sehen, was sein Vater tat, und fragte, ob er auf dem Handy spielen dürfe. Der Vater ignorierte das Kind so lange, bis dieses sich auf seinen Schoß setzen wollte. Da erst schien dieser zu bemerken, dass der Junge ihn angesprochen hatte, und verwies ihn barsch auf seinen Platz. Den Jungen interessierte das nicht wirklich und er sprach in einer Lautstärke, die die Aufmerksamkeit des ganzen Wagens auf sich zog. Nun wollte er das Handy der Mutter haben, um zu spielen. Auch diese zischte ihn an, er solle leise sein und sich ordentlich hinsetzen. Dann holte sie ihr Handy raus und tippte selbst lustlos darauf herum. Der Junge kam langsam in Fahrt und sprang zwischen Mutter und Vater hin und her. »Jetzt setz dich hin und verhalte dich ein Mal so, wie andere Kinder das auch tun!«, schrie die Mutter nun und deutete auf das Mädchen gegenüber, welches sich aus dem Schutz des Schoßes ihrer Mutter gelöst hatte und wiederum zu der anderen Familie herüberstarrte. Der Junge machte dicke Backen in Richtung des Mädchens, als hielte er sie für eine Verräterin der gesamten auf dem Handy der Eltern spielen wollenden kindlichen Gemeinschaft.

Wenn Robert selbst einmal Kinder haben würde, dann wollte er diesen als Freund begegnen. In guten wie in schlechten Zeiten. Kinder sind wie ein Wald, dachte er. Wie man hineinruft, so schallt es auch hinaus. Wer einem Wesen, das einfach noch keine Erfahrung hat, Verständnis entgegenbringt, kann mit ihm auf Augenhöhe durchs Leben gehen, ihm Dinge zeigen, gemeinsam Entdeckungen machen. Man kann aufeinander aufpassen, aneinander lernen. Schließlich lernte man ja auch als Erwachsener immer noch dazu.

Die Klimadebatte hatte ihm gezeigt, man sollte auch durch die Augen der Kinder sehen und nicht immer nur durch die eigenen, besonders wenn der Haaransatz darüber grau wurde. Dann würde man bedingungslos lieben können. Ob Sascha auch Kinder haben wollte, fragte sich Robert. Doch ehe er weiter darüber nachdenken konnte, ob ihr gemeinsames Kind ein Junge oder ein Mädchen werden, ob es eher quirlig oder ruhig sein würde, stand die Familie, die bei ihm gesessen hatte, auf, um die Bahn zu verlassen. Der Junge, der immer noch gekränkt von der Abtrünnigkeit des Mädchens war, stellte diesem ein Bein, als es an ihm vorbeigehen wollte. Zack, hatte er eine kleben. Der Vater war plötzlich aus seiner Lethargie erwacht und hatte dem Jungen eine Ohrfeige verpasst. »Jetzt setz dich ein für alle Mal hin«, schrie er. Dann sah er die Familie des Mädchens an und sagte etwas unbeholfen: »Manchmal muss man eben durchgreifen!«

»Vorbeugen ist besser, als nachträglich zu korrigieren«, sagte die Mutter des Mädchens zu ihm und verließ den Wagen.

»Blöde Schlampe, was mischt die sich in unsere Angelegenheiten ein und was meint die damit überhaupt?«, fragte der Schläger mehr sich als seine Partnerin, um dann den Jungen noch einmal zu ermahnen: »Wenn du jetzt nicht aufpasst, gibt's kein YouTube mehr die ganze Woche!«

Die Wetteraussichten für die kommenden Tage wurden auf einem Monitor der U-Bahn angezeigt. Es sah nicht gut aus. Regen und Regen und Regen. Da erst bemerkte Robert, dass heute Freitag der 13. war. Ob Fluch oder Segen, war ihm noch nicht klar. Er würde es abwarten müssen. Dieses Ding mit dem Aberglauben war ihm eh zu blöd. Zum Glück hatte er seinen Zielbahnhof erreicht.

Draußen deutete sich die Vorhersage für die nächsten Tage schon an. Umso besser. Ein schönes Glas Whisky am Kaminfeuer, das wäre wirklich romantisch. Er betrat den Laden und schaute sich ehrfürchtig um. Was das wohl alles kostete? Robert war sich plötzlich nicht mehr so sicher, ob das ein guter Plan war. Doch da fragte die Verkäuferin auch schon, ob sie ihm helfen könne. Robert fragte, ob es einen Whisky gäbe, der rauchig und fruchtig zugleich sei und auch nicht so wahnsinnig teuer. Natürlich gab es da was. Zu seinem Glück einer im Angebot, der ihn bestimmt zufriedenstellen würde, sagte die Verkäuferin, griff hinter den Tresen und geriet ins Schwärmen: »Das hier ist ein Talisker Port Ruighe. Der Name der Brennerei Talisker wird auf der ersten Silbe betont. Talisker ist die einzige Brennerei auf der schottischen Insel Skye. Diese Single Malts sind immer sehr rauchig, aber auch maritim. Deswegen baut die Brennerei die ganze Marketinggeschichte darauf auf. Alles in Blau mit schäumender Gischt auf den Verpackungen. Es gibt Menschen, die behaupten, der Whisky schmecke sehr salzig. Das soll angeblich daher kommen, dass die Fässer direkt am Meer gelagert werden, was allerdings schon seit Jahren nicht mehr so ist. Das Salz kommt wohl eher aus dem Wasser, das sie benutzen. Port Ruighe ist eine Anlehnung an die größte Stadt der Insel, Portree, und wird deswegen auch genauso ausgesprochen. Dieser Whisky wird in ehemaligen Portweinfässern nachgereift und bekommt dadurch zu dem rauchigen, kantigen Brennereicharakter auch noch ganz viel rote Früchte. Also bestimmt genau das, was du suchst. Habe ich gerade im Angebot für 35 Euro.«

»Ah, ok, cool«, sagte Robert etwas überfordert. »Ja, dann nehme ich den wohl.«

Keine fünf Minuten nach Eintritt in das Geschäft war er schon wieder draußen. Stolz und glücklich machte er sich wieder auf den Heimweg. Einen ersten Punkt auf seiner Liste hatte er nun abgehakt. Was sollte er noch organisieren? Wieder kamen ihm die Festspiele in den Kopf. Aber er wusste ja noch gar nicht, wie das auf der Fahrt laufen würde, was Sascha sich eigentlich vorstellte. Ob er sie überfahren würde mit seinen Plänen? Ja, er sollte ruhig Pläne schmieden, diese aber nicht zu fest schnüren, sonst nahm er ihr die Luft. Auf der anderen Seite sollte sie schon auch erkennen, dass er welche gemacht hatte, so könnte er ihr bestimmt imponieren. Er versuchte, auf der Fahrt nach Hause etwas über die Festspiele herauszufinden. Die Saison war eigentlich schon abgelaufen, aber aufgrund der hohen Nachfrage um zwei Wochen verlängert worden. Tickets für »Aleko« gab es nur an der Abendkasse. Was aber »Aleko« für eine Oper war, gelang ihm nicht mehr, zu recherchieren, denn schon war er wieder am

U-Bahnhof angekommen, der am nächsten an seiner Wohnung lag.

Es war Sascha nicht leichtgefallen, sich auf die heutige Arbeit zu konzentrieren. Kurz nach dem Telefonat mit Robert und ihrer Verabredung zur gemeinsamen Fahrt nach Eutin hatte sie ihren Spätdienst antreten müssen und viel zu sehr war ihr das morgige Treffen mit Svenja im Kopf herumgegeistert. Zum Glück hatte sie auf der Station nicht viel zu tun gehabt, es war ein ruhiger Arbeitstag ohne größere Vorfälle gewesen. Als sie nun auf dem Weg ins Wohnheim war, merkte sie erst richtig die Erschöpfung. Sie wünschte sich nur noch in ihr Bett, morgen wollte sie fit und ausgeschlafen sein. Als sie das Treppenhaus zu ihrem Stockwerk betrat, hörte sie bereits dort Musik und lautes Stimmengewirr. Je mehr sie sich dem Flur mit ihrem Zimmer näherte, desto größer wurde der Lärm. Die werden hier doch heute keine Party feiern, dachte Sascha noch auf dem letzten Treppenabsatz, als die Tür zum Treppenhaus aufflog und ihre Kollegin Claudia auf sie zustürmte. »Hey Neue, da bist du ja. Sascha, oder? Hat dich die Nachtschicht erst jetzt abgelöst? Wir feiern schon seit einer Stunde. Manu hat doch heute Geburtstag.«

»Manu? Kenne ich nicht«, gab Sascha knapp zurück.

»Dann wird es ja Zeit, dass du sie kennenlernst. Manu ist die Party-Kanone unserer Station und die wird heute zweiundzwanzig. Das wird kräftig begossen. Los, komm mit!«

Das hatte Sascha gerade noch gefehlt. Sie wollte doch nur ihre Ruhe haben. Doch daran war nicht zu denken. Kaum, dass sie den Flur betreten hatte, fiel ihr auch schon Steffen um den Hals. »Hey Sascha, schön dass du auch noch gekommen bist. Ich habe dich schon vermisst. Obwohl, Doktor Franke ist ja auch hier und mit seinem Anblick konnte ich mir den Abend bislang ganz gut versüßen. Der ist aber so was von hetero, das wird wohl nichts mit uns beiden.« Steffen lachte und drückte Sascha einen Kuss auf die Wange. »Aber warte, kennst du unser Geburtstagskind denn eigentlich schon? Mal schauen, wo Manu gerade herumläuft.«

Widerwillig trottete Sascha ihm hinterher in eines der Zimmer, aus dem die laute Musik dröhnte. Billy Eilish beschwor gerade ihren »Bad Guy«. Was für eine anbiedernde Scheiße, dachte Sascha. Warum fahren bloß alle so darauf ab?

»Hallo Neue, ich bin Manu. Was willst du trinken?«, wurde Sascha von einer hochgewachsenen Blondine, die sie offen anlächelte, begrüßt.

»Hast du Whisky-Cola?«

»Nein, leider nicht. Ich habe aber Erdbeer-Limes.«

»O Gott, bloß nicht. Das ist mir viel zu süß. Dann nehme ich lieber ein Bier.« Sascha zog eine Flasche Astra aus dem Waschbecken. Einen Kühleffekt hatte das nicht gebracht, das Bier war viel zu warm. Und dann auch noch Astra. Wenn das Robert sehen würde. Der konnte Astra doch nicht ausstehen.

»Wir müssen gleich aber mal die Musik ausmachen. Im Fernsehen fängt das Dschungelcamp an. Ich liebe ja diesen Trash. Fremdschämen pur«, rief eine etwas zu korpulente Braunhaarige mit etwas zu viel Make-up im Gesicht etwas zu laut durch den Raum. Fremdschämen, da sagst du was, dachte Sascha. Wo bin ich hier nur reingeraten? Scheiß Musik, scheiß Getränke und scheiß Gesprächsthemen. Wenigstens war Steffen auch hier, immerhin ein Vernünftiger. Als sie sich hilfesuchend nach ihm umdrehen wollte, war der aber verschwunden. Wahrscheinlich schon wieder auf der Suche nach seinem Dr. Franke. Blödmann, mich einfach so hier stehen zu lassen, dachte Sascha. Alleine unter diesen ganzen Billy-Eilish-Babes, mit ihrem Erdbeer-Limes auf das Dschungelcamp wartend. Geiler Abend. Ich muss hier schnell und unauffällig verschwinden.

Sascha kippte sich den Rest ihres Bieres ungeachtet der Temperatur herunter und verließ Manus Zimmer, um vor der Tür direkt Dr. Franke in die Arme zu stolpern. »Hey Sascha, wie geht es dir?«, begrüßte er sie. »Wir haben uns seit Mittwoch ja gar nicht mehr gesehen. Das war ja eine harte Feuertaufe gleich in deiner ersten Woche.«

»Ich arbeite seit sieben Jahren als Krankenschwester.«

»Ach so, ja. Trotzdem war das schon eine heftige Geschichte, oder? Hast du das mit dem Jungen einigermaßen verkraftet? Mich hat es ziemlich mitgenommen.«

»Mich auch. Aber erst mal war ich froh, dass das Mädchen es geschafft hat. Und die Mutter ist inzwischen auch über den

Berg. Ich war die letzten beiden Tage viel bei ihnen und habe mich um sie gekümmert. Weißt du eigentlich, was mit dem Vater ist?«, fragte Sascha.

»Den haben sie festgenommen und in U-Haft gesteckt. Immerhin. Hoffentlich kommt der nie wieder raus. So ein Arschloch!«

»So ein Arschloch! Da sagst du was.«

»By the way, Sascha, ich freue mich, dich im Team zu haben. Du hast das am Mittwoch echt gut gemacht. Ganz neu dabei und schon so cool das Mädchen versorgt. Hut ab vor so viel Professionalität.«

»Ich habe doch nur gemacht, was ich machen musste. Und das hat irgendwie geklappt. Das war doch nicht sonderlich professionell. Trotzdem danke.«

»Nein, im Ernst«, fuhr Hendrik fort. »Da hätte manch einer die Nerven verloren. Wir haben diese furchtbare Situation zusammen bestmöglich gemeistert. Darauf lässt sich aufbauen und das macht mir Mut für die Zukunft.«

»Hendrik, hier steckst du. Ich habe dich schon überall gesucht«, stand Steffen plötzlich zwischen den beiden. »Lass uns doch noch mal rüber zu Manu ins Zimmer gehen. Die hat dort den leckeren Erdbeer-Limes.«

Zu Hause angekommen, überlegte Robert, was er alles einpacken sollte. Er nahm sich einen Stift und einen Zettel, um sich Notizen zu machen. Dann besann er sich und legte einfach alles raus, was er benötigte. Zum Glück war er noch nicht heute, wie geplant, losgefahren. Er wäre ja gar nicht vorbereitet gewesen. Die Batterien für das Blitzgerät wollten geladen werden und einen Film konnte man ja auch schon in die Kamera einlegen. Nachdem er alles zurechtgelegt hatte, fragte er sich, wie lange er überhaupt bleiben würde. Ob er Kondome bräuchte? Nun mal nicht voreilig werden. Aber das Demo seiner Band musste er unbedingt einpacken und die Fotos. Schließlich hatte sie gesagt, sie wolle die Fotos sehen. Neben die Wäsche hatte er die Flasche Talisker gelegt. Er sollte sie einmal probieren, dann würde es nicht so aussehen, als hätte er sie extra gekauft, sondern einfach mal so auf Verdacht eingesteckt. Gute Idee. Er öffnete den Whisky und goss sich einen kleinen Probierschluck in das einzige Glas, das seinen Ansprüchen einigermaßen entsprach: das Wodkaglas seines Opas. Das hatte Stil, wenn es auch mit Sicherheit nicht das richtige Glas war. Er roch an dem Getränk und der Alkohol stach ihm in die Augen. Er hatte von Piet gelernt, ein wenig zu warten. Er schwenkte die Flüssigkeit langsam im Glas hin und her und versuchte es erneut. Diesmal roch er hinter dem Alkohol tatsächlich den Rauch und ja, er meinte, ein wenig Kirsche oder Beeren erkennen zu können. Er gönnte sich einen kleinen Schluck, den er lange im Mund hielt und immer wieder durch den Gaumenraum bewegte. Sofort setzte Speichelfluss ein. Er ließ etwas Luft hinzu und genoss weiter. Rauch, Algen, ja, da waren Salz und tatsächlich Beeren. Als er geschluckt hatte, blieben nur noch Rauch und Schärfe. Er roch noch einmal und gönnte sich gleich einen zweiten Schluck. Dieser Whisky könnte sein Lieblingstropfen werden. Dann nahm er sich den Zettel und schrieb auf, was er mit Sascha unternehmen wollte. Die Sache mit dem See und der Eiche wollte er ihr auf jeden Fall vorschlagen. Bei der Nacht im Schloss war er sich unsicher. Aber heute war erst mal noch Freitag. Der Abend kam mit großen Schritten auf ihn zu und er hatte sich gar keine Gedanken darüber gemacht, was er machen wollte. Der Alkohol beflügelte seinen Unternehmungsgeist und so entschloss er sich, mal wieder im Karlssons nach dem Rechten zu sehen. Schließlich war er seit mehreren Tagen nicht dort gewesen.

»Wochenende, hoch die Hände!«, brüllte ein sichtlich angetrunkener Mann Ende dreißig mit Bart und Klamotten, die er vermutlich als »zueinander passend« in einem Onlineshop bestellt hatte, als dieser zusammen mit Robert die Kneipe betrat. Unangenehm. Andere haben auch gekauft: hellbraune Lederschuhe. Eine Kombination, wie sie unter Hipstern 2.0 gerne getragen wurde. Dazu eine Ich-sehe-jetzt-mal-ganz-jung-aus-Wollmütze. Er stank, als hätte er eine ganze Dose Deospray und eine Flasche Parfüm benutzt. Immerhin würde beides nicht lange gegen den Rauchgestank, der den beiden entgegenschlug, bestehen.

»Robby, alter Schwerenöter, wo hast du dein neues Mädchen gelassen?« Karlsson konnte so unsensibel, schroff und liebevoll zugleich sein. Sofort war der Hipster vergessen und Robert zu Hause angekommen.

»Ich weiß nicht, was sie heute macht. Morgen fahren wir zusammen nach Schleswig-Holstein.«

»Du hast sie echt aufgerissen? Die war doch gar nicht deine Kragenweite. Die hatte ja Charakter!«

»Nein, ich habe sie nicht aufgerissen. Wir haben uns nur etwas näher kennengelernt und zufällig das gleiche Ziel.«

»Ach so, und ich dachte schon. Nimmste mir nicht krumm, nech. Hier erst mal 'n schönes Blondes, geht aufs Haus. War 'n scheiß Spruch, gebe ich zu!«

»Robby, hi! Du, ich hatte noch gar keine Zeit, also wegen Kaffee trinken gehen und so. Aber ich wollte mich wirklich melden. Nur, der neue Job. Ach, du hast keine Ahnung, was da alles so abgeht. Voll nice. Auch die neuen Kollegen. Echt, ich war wirklich voll busy die letzten Tage.« Oje, Marie. Was sollte das denn jetzt und wie sah sie überhaupt aus? Eigentlich wie immer. Marie gehörte auch zur Kategorie Hipster 2.0, fiel ihm auf. Knallrote Lippen zu langem Wollmantel. Mitten in der Kneipe. Was hatte Robert nur an ihr gefunden? Hinter jeder Fassade steckte auch ein Mensch, aber ein Mensch, der sich uniformierte, hatte etwas zu verstecken. Sei es Unsicherheit oder Einfallslosigkeit.

»Ach Mensch, du hattest ja von dem neuen Job erzählt.« Das hatte sie, und zwar in aller Ausführlichkeit. Ohne Punkt und Komma. Robert erinnerte sich an das letzte Gespräch, in dem er kaum zu Wort gekommen war. Aber er hatte das Gefühl gehabt, sie habe sich für ihn interessiert und wollte ihn deshalb an ihrem Leben teilhaben lassen. Vermutlich war einfach kein anderer dagewesen, den sie hätte zutexten können. »Ist der Lumbersexuelle da drüben einer deiner neuen Kollegen?« Das war für Roberts Verhältnisse extrem provozierend. Aber Marie verstand den Seitenhieb überhaupt nicht.

»Mark? Ja, der ist aus dem Marketing. Komischer Vogel, immer voll aufgedreht, leider irgendwie unverbindlich. Aber was ist ein Lumbersexueller?«

Schon tat es Robert leid, dass er so hässlich gewesen war. »Entschuldige, das war jetzt nicht richtig, das zu sagen. Der hat sich nur so bescheuert im Eingang an mir vorbeigedrängt und dann so rumgeprollt. Ein Lumbersexueller ist ein Mensch, der aussieht, als käme er gerade aus dem Wald und hätte Bäume gefällt, mit Bart und Karo-Hemd. Aber in echt kommt er gerade aus der Dusche. Oder so ähnlich. Darüber habe ich mal einen Artikel gelesen.«

»Ja, das passt zu Mark. Ich glaube, der fährt sogar so einen alten Geländewagen. Aber nur in der Stadt. Zum Glück muss ich ihn in der Firma nicht so oft ertragen.« Marie kam einen Schritt näher auf Robert zu, ein Stück zu nah. Aber Robert fand sie plötzlich irgendwie sexy, anziehend und abstoßend zugleich. Was ging denn jetzt? Marie drängte sich noch näher an Robert heran und sagte leise: »Ich kann ihn echt nicht leiden, aber lass ihn mal. Ich will keinen Stress bekommen. Die andern gehören auch dazu und die sind echt ganz nett.« Schon war sie wieder ein Stück weiter entfernt. Schade. Der leichte Kontakt mit Maries Brust hatte Robert gefallen.

Jetzt beugte er sich zu ihr hinüber, berührte sie unauffällig und sagte: »Kein Problem, kann ich verstehen. Man muss sich ja erst mal in der neuen Umgebung zurechtfinden.« Etwas anderes war ihm nicht eingefallen. Schon schnellte er in seine normale Position zurück. »Willst du auch noch ein Bier? Oder einen Kurzen und ein Bier?« Schnell ablenken. Ja, sie wollte. Beides. Als Robert die Getränke geholt hatte, schaute sie ihn lächelnd an, dankte und strich über seinen Oberarm.

»Ach, das ist so schön, dich zu kennen. Du bist immer so echt und aufmerksam.« Marie küsste Robert direkt auf den Mund. Wo sollte das denn jetzt hinführen? Er war doch verliebt. Morgen schon würde er mit Sascha auf großer Reise sein. Wenn er jetzt mit Marie abstürzte, würde das einen Schatten auf den Ausflug legen, den er mit allen Filmen dieser Welt nicht wegfotografieren könnte. Robert entfernte sich mit jedem Schluck aus seiner Flasche weiter von Marie. Körperlich und emotional.

Kapitel 4

Er hat das Nachtlagerleben
Und die Streiche früh'rer Zeit
Für das Dörflein aufgegeben,
Für die stille Häuslichkeit.

Einmal mehr erwachte Sascha auf dem Fahrersitz ihres Vans. Sie hatte sich klammheimlich auf ihr Zimmer verziehen wollen, als die meisten der Partygäste bei Manu vor dem Fernseher hockten und dem Dschungelcamp folgten. Aber vor ihrer Tür war sie ein weiteres Mal abgefangen worden. Eine ihr bislang noch unbekannte und deutlich angetrunkene Kollegin hatte sie zugelallt, sie solle bloß nicht auf die Idee kommen, sich in ihr Zimmer zurückzuziehen. »Nein, keine Angst«, hatte Sascha geantwortet. »Ich hole nur schnell meinen Autoschlüssel, ich habe draußen im Van noch eine Flasche Sekt. Die können wir doch gut gebrauchen.«

»Auf jeden Fall. Super Idee, Neue.«

Und so hatte sich Sascha ihren Schlüssel geschnappt und war runter zum Van gegangen, den sie direkt vor dem Wohnheim geparkt hatte. Natürlich hatte sie dort keine Flasche Sekt, wollte stattdessen nur ihre Ruhe haben und ließ sich auf den Fahrersitz fallen. Da gehe ich auf keinen Fall mehr hoch, hatte sie gedacht. Lange hatte sie überlegt, ob sie es sich hinten auf der Liegefläche bequem machen sollte. Aber das bekam sie immer noch nicht hin. Das war Martins Reich, das er sich so liebevoll eingerichtet hatte. Diese Privatsphäre wollte sie nicht verletzen. Auch jetzt nicht. So unbequem war der Fahrersitz nun auch nicht.

Das empfand sie jetzt, nachdem sie erwacht war, doch etwas anders. Ihr Nacken war verspannt und die linke Hand schmerzte. Auf der musste sie wohl gelegen haben. Rauchen hilft, dachte sie. Also schälte sie sich vom Fahrersitz und trat nach draußen. Nachdem sie eine geraucht hatte, ging sie schnell nach oben. Auf dem Flur ihrer Etage standen leere Bierflaschen herum, alle anderen Bewohner schienen noch zu schlafen. Sie warf alles, was sie an dem Wochenende brauchen könnte, in einem Rucksack und ging leise zurück über den Flur nach unten. Kaum hatte sie den Rucksack verstaut, da klopfte es an der Bustür.

Sie öffnete und schaute in Roberts Gesicht.

»Wow, das ist ja ein richtig schicker Bus, den du da hast.«

Warum sollte Robert eigentlich zu Sascha ins Wohnheim laufen? Schließlich hatte sie ein Auto und hätte ihn und seine Ausrüstung auch abholen können. Aber das Telefonat gestern war viel zu kurz und Saschas Tonfall viel zu bestimmt gewesen, als dass er ihre Ideen auch nur ansatzweise hätte infrage stellen können. Egal. So viel hatte er nun auch nicht zu schleppen und der Regen versteckte sich noch in den Wolken. Die frische Luft tat Robert gut. So konnte er in Ruhe richtig wach werden.

»Wow, das ist ja ein richtig schicker Bus, den du da hast.« Der Wagen war das, was Robert unter einem Surfmobil verstand. Nur konnte er kein Surfbrett ausmachen. Innen war der Bus komfortabel ausgebaut, mit einem Tisch, den man wahrscheinlich zu einem Bett umbauen konnte, und kleinen blaukarierten Gardinen. Warum fuhr Sascha eigentlich mit dem Bus ihres Bruders herum? Bevor Robert die Frage stellen konnte, setzte sich Sascha auf den Fahrersitz und warf den Motor an. Robert erschrak, als Musik in übertriebener Lautstärke erklang. Sascha drehte das Radio leiser und ließ den Wagen zügig vom Parkplatz rollen, um sich in den Stadtverkehr einzureihen. Sie hatte eine forsche, aber nicht gefährliche Art zu fahren. Robert entspannte sich. Sie schwiegen eine Weile und lauschten den Klavierklängen aus dem Radio.

»Das ist doch bestimmt Rachmaninow, den wir da hören?«, brach Robert das Schweigen, ohne sich gezwungen gefühlt zu haben. Saschas Anwesenheit war wie ein Beruhigungstee.

»Das ist das dritte Klavierkonzert von irgendeinem Japaner gespielt. Keine Ahnung, wie der heißt. Das kann ich mir nicht merken. Wo willst du eigentlich genau hin? Soll ich dich dann in Malente rauslassen oder wie machen wir das?«

»Also mir ist das mit Malente gar nicht so wichtig. Wenn ich ehrlich bin, habe ich mich sehr über die Idee gefreut, dass wir zusammen da hochfahren, und ich bin von meinem ursprünglichen Plan abgekommen. Wenn du Lust hast, kann ich dich auch gerne nach Eutin begleiten. Da kann ich ja genauso gut fotografieren. Und wenn sich das anbietet, dann können wir auch was zusammen unternehmen. Ich habe mich mal schlaugemacht, was Eutin so zu bieten hat.«

»Eutin hat was zu bieten, ernsthaft? Ich habe gar keine Vorstellung davon, was mich erwartet. Ich will ja erst mal nur Svenja finden.«

»Weißt du denn schon, wie du das anstellen willst?«

»Albert-Mahlstedt-Straße 2«

»Ah ok, du hast eine Adresse. Ja, dann fahren wir doch erst mal dahin. Du kannst Svenja besuchen und ich guck mich dann in der Stadt um. Wenn du Lust hast, kann ich sehen, ob ich Karten für die Festspiele bekomme. Die haben da eine Freilichtbühne und spielen eine Oper.«

»Oper? Damit kann ich eigentlich nichts anfangen. Was wird denn gespielt? So ein italienischer Romantikquatsch?«

»Das habe ich mir ehrlich gesagt gar nicht angesehen. Aleka oder so heißt das Stück.«

»Aleko? Jetzt wirklich?«

»Genau, Aleko heißt das. Kennst du das?«

»Ich habe dir doch von Rachmaninows erster Oper erzählt, die er während seines Studiums geschrieben hat: Aleko! Ich muss aber erst mal sehen, wie das Gespräch mit Svenja verläuft, und je nachdem können wir versuchen, Karten zu bekommen.« Bingo, sie hatte angebissen. Aber das war ja auch wirklich eine schicksalhafte Fügung. Wenn Rachmaninow in Eutin gespielt wurde, mussten sie dahin. »Ist das denn alles, was Eutin zu bieten hat?«, wollte Sascha nun wissen.

»Na, da gibt es noch eine Menge mehr. Ich habe jetzt nicht den ganzen Tag recherchiert. Aber ich hatte ja gesagt, dass ich gerne einen See im Wald fotografieren wollte. Und da habe ich den Ukleisee gefunden. Der liegt irgendwo zwischen Eutin und Malente. Dazu gibt es auch eine ganz unheimliche Geschichte.«

»Unheimliche Geschichte? Erzähl. Wir haben ja noch ein paar Kilometer.«

»Na gut. Mal gucken, ob ich die noch zusammenbekomme. Also, da gab es mal ein Schloss, in dem ein junger, schöner

Edelmann lebte. Dieser ist wohl immer zum Jagen in den Wald gegangen. Da lief auch immer ein hübsches Bauernmädchen rum. Die hat wahrscheinlich Beeren gesammelt.«

»Machoscheiß.«

»Ja, pass auf. Er fand sie heiß und wollte mit ihr rummachen. Sie aber so: Nee, geht nicht, falscher Stand und sowieso, mein Vater. Er dann: Easy, Baby, ich heirate dich auch, also alles cool. Da unten steht ja eine Kapelle und zack, in ein paar Wochen, wenn erst mal der Weddingplanner da war, dann stehen wir beide vor dem Altar. Sie so: What? Echt jetzt? Krass. Und dann, na ja, durfte er sie pimpern.«

»Pimpern? Ernsthaft?«

»Ja, vögeln oder was auch immer. Und nicht nur einmal, sondern ab dann war das ein Daily Job.«

»Daily Job? Robby? Geht's noch?«

»Sorry, ich kann halt nicht so gut erzählen.«

»Musst du ja auch gar nicht. Aber was ist denn dann passiert? Das war ja wohl nicht alles?«

»Nee, natürlich nicht. Der Vater von dem Mädchen, also der Bauer, fand das natürlich überhaupt nicht gut, hat sich aber darauf eingelassen. Nur das Problem war, dass der Edelmann, der war ein Ritter oder so, plötzlich nicht mehr kam. Und sie so: What?«

»Robert?«

»Entschuldigung. Sie hat sich natürlich voll ausgenutzt gefühlt und wusste nicht, was sie tun sollte. Also hat sie erst mal abgewartet und ist immer wieder in den Wald, weil sie die Hoffnung nicht aufgeben wollte. Aber dann gab es plötzlich eine Hochzeit in der Kapelle. Und da standen der Ritter als Bräutigam und eine andere als Braut vor dem Altar. Das war der Bauerstochter zu viel und als sie so vor der Kapelle stand und einen tierischen Nervenzusammenbruch bekam, fing sie an zu weinen. Und damit hat sie auch nicht wieder aufgehört. Und so ist dann der See entstanden und die Leute von der Hochzeit sind alle ertrunken. Ganz genau erinnere ich mich nicht mehr. Auf jeden Fall soll man nachts, wenn es dunkel und ganz windstill ist, das Mädchen noch immer weinen hören.«

»Das ist ja gruselig.«

»Ja, oder?«

»Die Geschichte auch, aber viel mehr, wie du Geschichten erzählst. Ich finde, davor sollte man etwas mehr Ehrfurcht haben.«

»Ok, sorry, aber pass auf: Im Wald bei Eutin gibt es außerdem eine sogenannte Bräutigamseiche. Die ist mehr als 500 Jahre alt und war lange Zeit der einzige Baum mit einer eigenen Postanschrift.«

»Bitte? Eine Postanschrift? Wozu braucht ein Baum eine Postanschrift?«

»Den genauen Grund habe ich vergessen, aber irgendwie ist das eine Art Datingbaum. Da kann man einen Brief hinschicken, wenn man einen Partner sucht, oder man kann da hingehen und die Briefe aus einem Astloch ziehen und lesen.«

»Kranker Scheiß, da müssen wir hin.«

»Da gilt auch das Postgeheimnis nicht. Da kann man dann mal offiziell in die Herzen anderer gucken.«

»Ein Paradies für Spanner.«

Robert überlegte, ob er das mit dem gemeinsamen Zimmer oder dem Whisky ansprechen sollte, entschied sich aber dagegen. Er war einen großen Schritt weitergekommen und nun mussten sie beide erst einmal sehen, wie sich der Tag und vor allem das Gespräch der beiden Frauen entwickeln würden.

Super Lage für einen Surfshop. Das muss ich Martin ja lassen. Kein Strand weit und breit, dafür aber ein Raucherkino nebenan. Cool, Bruderherz.« Sascha trat aus dem Van und zündete sich eine Zigarette an. Sie hatte den Wagen auf einem Parkplatz abgestellt, der vor einem Kino und einer kleinen Ladenzeile lag. Auf einem Schild neben dem Eingang zum Kino war zu lesen: »Bei uns darf geraucht werden – Einlass ab 18 Jahren.« Daneben ein Geschäft für Wolle und Strickwaren, links davon ein Ladenlokal, dessen Schaufenster und gläserne Eingangstür mit Pappe zugeklebt waren, außerdem ein Schild mit der Aufschrift: »Hier eröffnet der Eutiner Surfshop, sobald wir mit dem Renovieren fertig sind.« Smiley, Sonne, Wellen, Segel.

»Du darfst nicht vergessen, dass die Ostsee nicht weit ist. Und auf dem Kellersee kann auch gesurft werden. Von daher ist die Lage für einen Surfshop hier in Eutin gar nicht mal so schlecht«, erklärte Robert. »Aber dass es heutzutage noch ein Raucherkino gibt, überrascht mich.«

»Mich auch. Warum sind die eigentlich so aus der Mode gekommen? Da müssen ja keine Kinderfilme gezeigt werden. Ich finde das ziemlich gut, wenn man beim Filmeschauen rauchen kann. Das macht ja heutzutage niemand mehr in seinem Wohnzimmer vor dem Fernseher. Da gehen ja selbst Raucher in ihren eigenen Wohnungen raus auf den Balkon. In so einem Raucherkino kann man dann einfach sitzen bleiben und hemmungslos vor sich hin qualmen.«

»Als ich nach Hamburg kam, gab es auch da noch ein Raucherkino. Allerdings konnte man vor allem bei den Spätvorstellungen manchmal vor lauter Rauch kaum noch die Leinwand sehen«, warf Robert ein.

»Super. Jeder Film wird zum Mystery-Thriller. The Fog – Nebel des Grauens. Ich finde es geil.« Sascha kam ins Schwärmen. »Und wen das stört, der kann sich doch in jedem Multiplex-Kino seine Kackfilme rauch- und keimfrei angucken. Und mit seinem Home-Entertainment-Flachbild-Scheiß. Aber egal. Ich gucke, ob Svenja da ist.« Sie ging zur Tür des noch nicht eröffneten Surfshops und klopfte an. Nichts rührte sich. Sascha versuchte es erneut, aber es blieb still. »Scheiße, keiner da. Was mache ich denn jetzt?«

»Die Frage lautet, was machen wir jetzt«, unterbracht sie Robert in ihrem Selbstgespräch. »Schließlich hast du dir ja einen Begleiter mitgenommen.«

In dem Moment trat ein älterer Herr mit einem enormen Bauchumfang aus der Seitentür des Kinos. Er erblickte die beiden vor dem Surfshop und kam zu ihnen rüber. »Wollt ihr zu Svenja? Die ist heute nicht mehr hier. Vorhin hat sie eingepackt und meinte noch im Fortgehen zu mir, dass sie morgen weitermachen wolle. Toughe Frau, wenn ihr mich fragt. Zieht hier ganz alleine so einen Laden hoch und renoviert mal eben diese abgewirtschaftete Bude.«

»Hat sie gesagt, wann sie morgen wieder hier sein wollte?«, fiel ihm Sascha ins Wort. »Wir sind extra aus Hamburg gekommen, um Svenja zu treffen.«

»Dann ruf sie doch an. Selbst hier im hohen Norden haben

wir inzwischen Mobiltelefone.« Der dicke Mann grinste Sascha feist an.

»Aber ich habe keine Telefonnummer. Sie vielleicht?«

»Nö, ich kenne die ja kaum. Wir treffen uns nur manchmal hier auf dem Parkplatz und dann schnacken wir etwas.«

Sascha drehte sich wortlos von dem Mann weg und ging zurück zum Van. Robert folgte ihr, der dicke Kinobesitzer blieb verdutzt zurück.

»Und jetzt? Was machen wir nun?«, wollte Robert wissen.

»Wir kommen morgen wieder. Du hast doch gehört, dass Svenja nicht da ist. Bis dahin schlagen wir halt irgendwie die Zeit tot.«

»Ok, das kriegen wir hin. Wie wäre es, wenn wir zu dieser Bräutigamseiche fahren? Das Wetter ist doch ganz brauchbar für einen kleinen Waldspaziergang.«

»Robby mit y, du meinst das ja wirklich ernst. In dir scheint ein richtiger Romantiker zu stecken. Oder du hast einen ausgeprägten Hang zu theatralischem Kitsch. Wer weiß das schon. Aber ja, warum nicht? Irgendwie müssen wir den Tag ja rumkriegen.«

Das klang jetzt zwar nicht so euphorisch aber immerhin schien Sascha den Rest des Tages mit ihm verbringen zu wollen. Und eigentlich war das ja genau das, was er sich ausgemalt hatte. Sein Herz machte einen kleinen Sprung, auch wenn Sascha mit ihrer schroffen Art noch nicht den Eindruck machte, sich auf einen harmonischen Nachmittag zu zweit in der Natur zu freuen. Aber das kann ja noch werden, dachte Robert, jetzt liegt es an dir. Häng dich rein und zeig ihr, was in dir steckt. »Alles klar, das machen wir. Also schmeiß den Wagen an, Sascha, die alte Eiche wartet auf uns.«

Sascha steuerte den Van zum Dodauer Forst, wo sich die Bräutigamseiche befinden sollte. Sie sprachen während der Fahrt kaum ein Wort, jeder schien seinen eigenen Gedanken nachzuhängen. Aus den Lautsprechern klang immer noch Rachmaninows drittes Klavierkonzert. In Endlosschleife. Wie oft wollte sie das eigentlich noch hintereinander hören? Doch er hütete sich, Sascha darauf anzusprechen, schließlich hatte sie betont, wie viel ihr die Musik Rachmaninows bedeutete. Kurz nachdem sie in den Dodauer Forst gefahren waren, wies ein Schild den Weg zum Parkplatz an der Bräutigamseiche. Sascha stellte den Bus dort ab, stieg aus und zog ihre Zigarettenpackung aus der Jackentasche.

»Willst du hier im Wald rauchen?«, fragte Robert reflexartig.

»Will der Papst beten?«, fragte Sascha zurück.

»Ich dachte nur. Wegen Waldbrand und so. Aber du passt ja bestimmt auf, oder?« Ohne zu antworten, steckte sich Sascha eine Zigarette an und ging los. Robert folgte ihr. »Überleg mal, der Baum ist über fünfhundert Jahre alt und rund fünf Meter dick«, erklärte Robert. »Du siehst, ich habe meine Hausaufgaben gemacht. Angeblich hat ihn ein keltischer Fürstensohn aus Dank gepflanzt, weil ihn ein christliches Mädchen befreit hatte, nachdem er im Wald gefesselt und festgehalten wurde.«

»Von wem?« Sascha drehte sich abrupt um und schaute Robert an.

»Das weiß ich jetzt auch nicht. Das stand nicht bei Wikipedia.«

»Super. Da hast du ja prima deine Hausaufgaben gemacht. Da wird irgend so ein verwöhnter Bengel mal im Wald an einen Baum gefesselt und du fragst dich nicht einmal, warum und von wem?«

»Nö, eigentlich nicht. Das hat ja auch nicht wirklich was mit der Geschichte der Eiche zu tun.«

»Ernsthaft? Das ist doch der Beginn dieser ganzen komischen Geschichte.«

»Ja schon, aber es ist unerheblich dafür, warum die Eiche zum Briefkasten für Verliebte oder Liebessuchende wurde.«

»Klar, völlig unerheblich. Aber wie ging es denn weiter?«

»Ende des neunzehnten Jahrhunderts heirateten hier die Tochter des Försters und ein Schokoladenfabrikant, nachdem sie vorher heimlich Liebesbriefe über ein Astloch ausgetauscht hatten. Der Mythos war geboren und von da an steckten einsame Herzen auf Partnersuche ihre Kontaktanzeigen in den hohlen Baum und schickten Briefe an seine Adresse. Jeder, der möchte, kann die Briefe herausziehen und lesen. Wenn einer dabei ist, der das Interesse geweckt hat, wird er behalten, der Rest wandert zurück in den Baum. So sollen schon zahlreiche Beziehungen entstanden sein.«

»Ist klar. Bauer sucht Frau für die holsteinische Provinz. Vielleicht sollte ich das Konzept mal ins Sauerland importieren. Aber gut, wenn es hilft, dass man hier in der Einöde einen Partner findet, ist das ja in Ordnung.« Sie gingen schweigend weiter den ausgewiesenen Weg vom Parkplatz durch den Wald bis zur Bräutigamseiche, die von einem Zaun umgeben auf einer kleinen Lichtung stand. »Zum Glück hat der Deutsche erst mal einen Zaun herumgezogen. Das muss ja alles seine Ordnung haben«, fand Sascha als Erste ihre Sprache wieder.

»Jetzt hör mal auf, hier rumzunörgeln. Der Baum ist ein halbes Jahrtausend alt. Der hält nicht mehr lange durch, wenn sich daran ständig Wildschweine oder Hirsche reiben. Der Zaun hat sicher nichts mit preußischer Ordnung, sondern eher etwas mit Schutz zu tun«, wies Robert sie zurecht.

»Na gut. Ich klettere da mal die Leiter rauf und ziehe einen Brief raus. Vielleicht finde ich ja so meinen Traumprinzen.«

»Aber der steht doch vor dir«, erwiderte Robert.

»Ernsthaft? Robert Schmidt aus Eckernförde? Stimmt. Kaum eine Nacht, in der ich mich nicht nach dir sehnte. Mein Traumprinz. Robby mit y, der Erste aus dem Hause Schwafelstein. Jetzt ist es raus«, lachte sie.

»Du kannst echt gemein sein. Lass doch mal die Romantik dieses Ortes auf dich wirken, Sascha, und gifte hier nicht so rum.«

»Schon gut. Schauen wir lieber mal, was hier in diesem Brief so steht.« Sascha öffnete einen Umschlag, zog mehrere Seiten heraus und begann, diese vorzulesen: »Liebe Bräutigamseiche, mein Name ist Magdalena Hinrichs und ich bin neunundsechzig Jahre alt. Vor einigen Jahren verstarb mein lieber Großvater Ernst im gesegneten Alter von einhunderteins. Nun habe ich beim Durchstöbern seiner Unterlagen ein altes Tagebuch gefunden und mit großer Spannung gelesen. Zum ersten Mal erfuhr ich, dass meine Großmutter Helga nicht die erste und auch nicht die einzige Liebe meines Großvaters war. Es gab bereits vorher jemanden in seinem Leben. Louise. Es war eine aufregende, dramatische und tragische Romanze, in der du, liebe Bräutigamseiche, eine nicht unerhebliche Rolle gespielt hast. Deshalb schreibe ich dir diesen

Brief und möchte dir und allen Lesern die Geschichte erzählen, die sich wie folgt abgespielt hat.«

Weiße Schwaden zogen am blauen Himmel vorbei. Das gleichmäßige Stampfen der Lokomotive und die gelegentlichen Pfiffe, die sie abließ, hatten eine beruhigende Wirkung auf Louise. Bald würde sie angekommen sein. Die dritte und somit letzte Etappe ihrer Reise hatte begonnen. Vor zwei Tagen war sie mit der Eisenbahn in Essen losgefahren und über Münster und Bremen bis nach Hamburg gereist. In der Hansestadt hatte sie im vornehmen Hotel Kempinski an der Außenalster genächtigt. Von dort ging es weiter nach Lübeck, wo sie einer Cousine zweiten Grades einen familiären Höflichkeitsbesuch abgestattet hatte, mehr eine Pflicht denn eine Freude. Und nun saß sie wieder in einem Zugwaggon und näherte sich dem Ziel der Reise. Ihr Ziel, das hieß Malente in der Holsteinischen Schweiz. Hier würde sie die kommenden vier Monate in einem Sanatorium zur Kur sein. Sie müsse dringend etwas für ihre Bronchien tun, hatte ihr Leibarzt Dr. Schnabel gesagt. Die heimische Luft im Ruhrgebiet sei Gift für ihre Atemwege. Ob es nicht auch das Sauerland getan hätte, wollte sie daraufhin von ihm wissen. Aber Dr. Schnabel bestand auf den Norden, auf die Nähe zur See und die frische Meeresluft.

Und so blieb Louise nichts anderes übrig, als diese Reise anzutreten. So weit und vor allem so lange war sie noch nie von zu Hause fort gewesen. Immerhin war der Zug recht komfortabel. Ein Hoch auf das Jahr 1901 und ein Hoch auf die deutsche Eisenbahn, dachte Louise, als sie weiter aus dem Fenster schaute. Am liebsten hätte sie diese ganze Fahrt gar nicht auf sich genommen, sondern den Sommer mit ihren Freunden und jüngeren Geschwistern am heimischen Baldeneysee verbracht. Aber ihre Eltern hatten darauf bestanden, dass sie diese Kur antrat. Mit ihren gerade einmal achtzehn Jahren war sie noch viel zu jung für eine Lungenerkrankung, fand ihr Vater. Und der musste es ja wissen, schließlich litt er seit vielen Jahren an Pseudokrupp. »Der Stahl und die Kohle des Ruhrgebietes haben uns viel Wohlstand beschert«, pflegte er stets zu sagen, »doch sie haben auch meine Gesundheit ruiniert.« Als Besitzer des zweitgrößten Stahlwerkes von ganz Essen hatte er es zu einem ansehnlichen Wohlstand und somit überregionalem

Ansehen gebracht. Dabei hatte er ganz unten angefangen. Als einfacher Arbeiter am Hochofen war er täglich zwölf Stunden mit der Verhüttung von Eisenerz beschäftigt. Sechs Tage die Woche. Doch Adolf Karp stellte sich als zäher Bursche heraus. So ging es für ihn zügig vom einfachen Schmelzer die Karriereleiter nach oben. Und irgendwann hatte ihm der alte Tannemann in Ermangelung eigener Nachkommen das ganze Stahlwerk überschrieben. Praktisch über Nacht zählte Adolf Karp nun zu den großen Stahlbaronen des Ruhrgebietes. Alles durch Fleiß und Muskelkraft verdient, wie er immer wieder betonte. Und nicht einen Tag hatte er krankheitsbedingt aussetzen müssen. Trotz der pfeifenden Lunge und des kaputten Rückens. Bei seiner Tochter war das etwas anderes. Die wollte er endlich unter die Haube bringen. Und das musste standesgemäß ablaufen, sodass die Hochzeit die exponierte Stellung der Karps weiter festigen würde. Aber kein Mann von Stand würde sich ein Mädchen zur Frau nehmen, das röchelte wie eine alte Dampflokomotive. Daher musste Louise ohne Wenn und Aber die Kur antreten.

Ernst fühlte sich unwohl in seiner Haut. Statt zu Hause seinen Korrekturen nachzugehen, saß er wieder im alten Gasthaus »Zur Post« und trank mit seinen Freunden die mittlerweile vierte Runde Bier. Aber der Unterricht am heutigen Vormittag in der Dorfschule von Malente hatte ihn völlig geschafft und er brauchte unbedingt Zerstreuung. Zumal heute der Herr Direktor an ihn herangetreten war und kundgetan hatte, dass Ernst in diesem Jahr mit seiner Unterprima am Pfingstgottesdienst im Dodauer Forst teilnehmen müsse. So hatte es die Kirchengemeinde mit dem Lehrerrat beim diesjährigen Vertreter-Treffen beschlossen. Dabei wollte er doch viel lieber mit Helmut und Curt nach Lübeck auf den Pfingstmarkt fahren und sich unter den Jungfrauen umschauen. Alt genug war er ja. Und immer noch Junggeselle. Seine Kollegen zogen ihn bereits damit auf, dass er schon so lange alleinstehend war. Vielleicht sollte er mal einen Brief in die Bräutigamseiche stecken, spöttelten sie. Dann würde es vielleicht sogar bei ihm noch etwas werden mit einer Deern.

Immerhin war das Kurhotel wohnlich eingerichtet. Der Speisesaal verströmte die nötige Eleganz, die Rezeption empfing die Gäste mit dezentem Luxus. Die Zimmer waren geräumig und durchaus heimelig. Da hatte ihr Vater nicht am falschen Ende gespart, dachte Louise. Aber ansonsten fühlte sie sich in Malente unwohl. Auch wenn die Luft deutlich klarer, frischer und somit sicherlich auch gesünder war als daheim in Essen, so hatte dieser verschlafene Ort darüber hinaus rein gar nichts für eine junge Frau aus der Stadt zu bieten. Und heute sollte sie nun mit Magda den Pfingstgottesdienst besuchen. Ihr Dienstmädchen bestand darauf und allein wollte sie dort nicht hingehen. Also hatte sich Louise bereit erklärt, Magda zu begleiten. Der Gottesdienst fand in freier Natur, mitten im Wald statt, sodass sich die beiden bereits am frühen Morgen auf den Weg in den Dodauer Forst machten. Auf dem Weg dorthin erzählte Magda vom Brauch rund um die Bräutigamseiche, die dort im Walde stand. Louise musste kichern bei dem Gedanken daran, wie sich hier heimliche Liebschaften entsponnen haben mochten.

Was ist denn das für eine fesche Deern, die habe ich ja noch nie hier in der Gegend gesehen, dachte Ernst, als sein Blick während des Gottesdienstes auf die blasse, zierliche Frau fiel, die ein paar Meter neben ihm an der Seite ihres Dienstmädchens stand und sichtlich gelangweilt dem Gottesdienst folgte. Und wie elegant sie war. Eine echte Dame von Welt, ging es Ernst durch den Kopf. Er schaute sie unverhohlen an, vielleicht einen Hauch zu lange, sodass sie seine Blicke auf sich spürte. Oder war es ein Wink des Schicksals, dass sie mit einem Male ihr Gesicht hob, dieses in seine Richtung drehte und sie sich für einen kurzen, aber intensiven Moment in die Augen schauten? Sie errötete und wandte sich ab, dem Priester zu, der gerade die Fürbitten verlas. Vielleicht würde es sich nach dem Gottesdienst ergeben, ein unverfängliches Wort mit ihr zu wechseln. Zu gerne würde Ernst in Erfahrung bringen, wer sie war, woher sie stammte. Doch dazu kam es nicht, denn kaum dass der Priester den Pfingstsegen gesprochen und die Gläubigen in den Sonntag entlassen hatte, nahmen seine Kollegen Ernst in Beschlag und drängten ihn dazu, ihnen ins Gasthaus zu folgen und dort ein gemeinsames Mai-Bier zu trinken. Und dieser Aufforderung konnte er sich nicht entziehen. Denn das gesamte Kollegium wusste ja, dass zu Hause keine Familie auf ihn wartete, um mit ihm das Pfingstmal einzunehmen, dass er ganz alleine in seiner Lehrerwohnung der Dorfschule sitzen würde.

Ergo stimmte Ernst dem Plan zu und schloss sich den übrigen Lehrern seiner Schule an. Auf dem Weg zurück nach Malente hoffte er, noch einmal der schönen Deern zu begegnen, doch diese schien mit ihrem Dienstmädchen so schnell verschwunden zu sein, dass sie noch vor der Dorfgemeinschaft den Dodauer Forst verlassen hatte.

Eigentlich hatte Louise kein wirkliches Verlangen danach, erneut das Café an der Seepromenade zu besuchen. Gerade beschäftigte sie sich mit dem viel zu kurzen Leben von Wolfgang Amadeus Mozart und versuchte sich auch immer wieder auf ihrer Geige an seiner Violinsonate in A-Dur. Doch bis sie diese einmal anständig durchspielen könnte, hatte sie noch viel zu üben. Viel lieber würde sie musizieren, anstatt ihren Nachmittag im Café zu verbringen. Doch Magda hatte sie so lange gedrängt, bis Louise schlussendlich zugesagt hatte. Ihrem Dienstmädchen schien die Enge ihres kleinen Zimmers zunehmend die Luft abzuschnüren und sie verzehrte sich förmlich nach jeder Gelegenheit, ins Freie zu kommen und nicht die Zeit im Hotel verbringen zu müssen. Immerhin boten sie in dem Café einen sehr schmackhaften Schokoladenkuchen an, dachte Louise und richtete ihre Garderobe für den Ausflug her.

Ernst traute seinen Augen nicht. Da saß doch am Nebentisch die Deern, die er am vergangenen Sonntag beim Pfingstgottesdienst im Wald gesehen hatte. Gern wäre er mit ihr ins Gespräch gekommen. Vielleicht würde er dem heute nachkommen können. Ein Wink des Schicksals hatte sie erneut zusammenkommen lassen, dachte Ernst, hier am Mittwoch im Seecafé zum Nachmittagstee. Sie trug ein langes weißes Kleid mit Spitze und einen ausladenden Hut, den sie auch bei Tisch nicht absetzte. An ihrer Seite war wieder ihr Dienstmädchen, das sie auch schon am Sonntag begleitet hatte.

Louises Herz klopfte schneller in ihrer Brust als gewohnt. Der junge Mann, der ihr beim Pfingstgottesdienst aufgefallen war, stand mit einem Mal bei ihr am Tisch und hatte sich als Dorflehrer Ernst Thiele vorgestellt. Er hatte sie nach ihrer Herkunft und dem Grund ihres Aufenthaltes in Malente gefragt und sie danach darum gebeten, ihr im Hotel bei Gelegenheit seine Aufwartung zu machen. Obwohl sie sich darüber sehr gefreut hatte, sagte sie ihm ab, da der Anstand es ihr untersagen würde, Herrenbesuch in ihrem Hotel zu

empfangen. Der reizende Herr Thiele zog sich daraufhin zurück, wobei Louise seine Enttäuschung nicht entging, auch wenn er sie zu überspielen versuchte.
Eigentlich schade, dass ich den Herrn Dorflehrer zurückweisen musste, dachte Louise. Aber ihre gesellschaftliche Stellung ließ das einfach nicht zu. Kaum auszudenken, was ihr Vater sagen würde, wenn er mitbekäme, dass sie sich hier bei ihrem Kuraufenthalt den Hof machen ließe. Trotzdem hatte ihr dieser adrette Herr gut gefallen und sie konnte ihre Gedanken nicht von ihm lassen. Ihr kam in den Sinn, ihm einen Brief zu schreiben, sich für ihre barsche Abweisung zu entschuldigen und ihn vielleicht um ein diskretes Rendezvous zu bitten. Es reifte in ihr die Idee, diesen in der Bräutigamseiche zu hinterlegen, unter der sie gemeinsam den Pfingstgottesdienst gefeiert und von deren Tradition ihr das Dienstmädchen erzählt hatte.

Noch am selben Abend schlich sich Louise nach Anbruch der Dunkelheit aus dem Hotel, sodass weder der Portier noch ihr Dienstmädchen davon Notiz nahmen. Sie hatte sich mit ihrem Brief bemerkenswerte Mühe gegeben und ihn wunderschön kuvertiert. Doch auf dem Weg zur Bräutigamseiche kamen ihr Zweifel. Was, wenn jemand anderes den Brief herausziehen und lesen würde? Als sie den Forst mit der Eiche erreichte, erschrak sie. Da stand jemand genau vor dem Baum und streckte seine Hand in dessen Stamm. Schon wollte sich Louise umdrehen und schnell das Weite suchen, da erkannte sie den Dorflehrer, der von diesem plötzlichen Zusammentreffen anscheinend genauso überrascht war wie sie. Dann brachen beide in schallendes Gelächter aus, als ihnen bewusst wurde, dass sie beide dem anderen auf diesem Wege eine Nachricht zukommen lassen wollten.
Ernst erzählte Louise von dem Brauch, dass die Frau drei Mal um die Eiche laufen müsse, ohne zu lachen, damit sich der Wunsch nach Liebe erfüllen und sie noch im selben Jahr heiraten würde. Louise tat genau das umgehend und fiel danach strahlend vor Glück in seine Arme. Sie küssten sich, setzten sich auf eine nahestehende Bank und redeten.

Als der Morgen bereits graute, gingen die beiden Hand in Hand zurück nach Malente und verabschiedeten sich kurz vor dem Ort. Ernst ging in seine Schule, Louise der anderen Richtung folgend in ihr Hotel, wo sie sich noch für zwei Stunden niederlegte, bevor ihr Dienstmädchen sie zum Frühstück weckte. Doch bevor Louise und Ernst auseinandergingen, verabredeten sie sich für den kommenden Samstag, an dem abends im Saal des Uglei-Fährhauses ein großer Ball veranstaltet werden sollte.

Damit hatte Ernst nicht gerechnet, als er in den Dodauer Forst geschlichen war, um dort einen Brief für die schöne Deern aus dem fernen Ruhrgebiet zu hinterlegen. Sie hatte die gleiche Idee und nun hatten sie ein Rendezvous am kommenden Samstag. Und sie hatten sich bereits geküsst. Ernst wähnte sich im siebten Himmel. Er konnte es kaum erwarten, dass die Woche endlich ein Ende fand und er seine Louise würde wiedersehen können.

Der Ball war ein gesellschaftliches Ereignis erster Güte in Malente. Zu Beginn des Sommers war es seit vielen Jahren Brauch, diesen im prunkvoll geschmückten Saal des Fährhauses abzuhalten, und jeder aus der Gesellschaft, der etwas auf sich hielt und von entsprechendem Stand war, nahm daran teil. Selbst der Bürgermeister und der Gemeinderat ließen es sich nicht nehmen, mit ihren Gattinnen den Ball zu besuchen. Ernst hatte seinen schönsten Anzug bei der Schneiderin anpassen lassen, Louise ihr schönstes Kleid angezogen. Um nicht in den Fokus der Gesellschaft zu geraten, gaben sich die zwei zuerst sehr reserviert. Louise ließ sich von zwei anderen Herren zum Tanz auffordern, setzte sich aber schnell wieder mit ihrer Empfehlung zurück an den Tisch. Auch Ernst bat zu Beginn das Fräulein Schmid zum Tanze, ohne es dabei aber ganz zu unterlassen, seine Blicke immer wieder zu Louise schweifen zu lassen. Nach einiger Zeit ergriff der Hoteldirektor auf der Bühne das Wort, begrüßte noch einmal offiziell die Gäste und eröffnete mit einem Walzer den eigentlichen Abend.

Da war für Ernst die Zeit gekommen, Louise zum Tanz aufzufordern. Sie glitten über das Parkett und vergaßen alle um sich herum. Sie tanzten fast zwei Stunden ohne Unterbrechung miteinander und zogen im Laufe des Abends immer mehr Blicke auf sich. Doch das war ihnen egal, sie waren viel zu sehr mit sich selbst beschäftigt. Bis die Kapelle eine Pause einlegte und die beiden auf die Terrasse traten, um ein wenig die frische Luft zu genießen. Da nahm

Ernst all seinen Mut zusammen und fragte Louise, ob sie seine Frau werden und bei ihm in Malente bleiben und leben wolle. Louise war verliebt, sie wollte nichts anderes als das. Sie warf aber ein, dass einer Ehe mit Ernst zuerst ein Gespräch mit ihrem Vater vorausgehen müsse. Ohne seine Zustimmung würde sie ihn nicht heiraten können. Das verstand Ernst und sie vereinbarten, dass er sie am Ende ihrer Kur nach Essen begleiten würde, um ihrem Vater dort seine Aufwartung zu machen. Louise strahlte und beschloss, ihrem Vater genau dieses am nächsten Tag zu telegrafieren, damit er sich darauf vorbereiten konnte.

Die Welt brach für Louise zusammen, als die Antwort von Adolf Karp eintraf. Er würde es ihr strikt untersagen, sich weiter mit einem Dorflehrer zu treffen oder diesen gar mit nach Essen zu bringen. Mit einem Mann von solchem Stand würde er seine Tochter niemals zusammenkommen lassen. Er würde einer Ehe nicht seinen Segen geben. Und da er nicht wollte, dass seine Tochter weiter solchen Flausen nachging, würde er sich am nächsten Tag mit seinem Automobil nach Malente aufmachen, um sie nach Hause zu holen. Louise brach nach der Lektüre des Telegramms in Tränen aus, hoffte aber insgeheim, ihren Vater doch noch umstimmen zu können, wenn er erst mal vor Ort wäre. Sie würde ihren Vater vielleicht ein weiteres Mal um den Finger wickeln können, so wie sie es früher als kleines Mädchen immer geschafft hatte.

Jedenfalls beschloss sie, Ernst von dem Schreiben ihres Vaters vorerst nichts zu sagen, sondern das Gespräch mit diesem abzuwarten. Doch Louise hatte die Strenge und Sturheit ihres Vaters unterschätzt. Er ließ sie zu sich in die Empfangshalle des Hotels zitieren und bat sie direkt um ein klärendes Gespräch, in dem er ihr von Anfang an deutlich machte, dass er in dieser Angelegenheit keinen Deut von seiner Haltung abzuweichen gedenke und sie stattdessen, wie schon angekündigt, mit nach Hause nehmen werde. Dort würde er sich in den kommenden Wochen daran machen, einen passenden Verlobten mit entsprechendem Rang für sie finden. Louise brach in Tränen aus und appellierte an seine Güte und Liebe für seine Tochter. Doch Adolf Karp blieb hart. Er untersagte es ihr sogar, den Dorflehrer Thiele noch ein letztes Mal zu sehen, um sich von ihm zu verabschieden.

Bei einem letzten Spaziergang um den Ugleisee, versuchte Louise erneut, ihren Vater umzustimmen. Sie beschwor ihn, doch auch ihr ein glückliches Leben zu ermöglichen. Doch Adolf Karp blieb hart. Er erklärte ihr, dass sie sich solche Flausen aus dem Kopf streichen sollte und an den Ruf ihrer Familie zu denken habe. Ein Dorflehrer. Er lachte laut.
Louise fing an zu weinen und warf sich in ihrer Verzweiflung dem Vater um den Hals. Sie beschwor ihn, ihr Glück nicht zu zerstören. Doch dieser befreite sich aus ihrer Umarmung und stieß sie von sich fort. Louise stolperte und fiel auf den Rücken. Es gab einen entsetzlichen Knall, als ihr Kopf auf einen Stein schlug.

Ernst wollte seine Louise überraschen, sie morgens am Empfang ihres Hotels abpassen und zu einem Ausflug an die benachbarte Ostsee einladen. Also nahm er in einer der Sitzecken Platz, um dort auf sie zu warten. Um sich die Zeit bis zu ihrem Eintreffen zu verkürzen, griff er sich die Zeitung des Tages und schlug diese auf. Eine Schlagzeile stach ihm dabei ins Auge. Am Ugleisee habe es einen tragischen Unfall gegeben. Ein junger, weiblicher Kurgast sei bei einem Spaziergang um den See mit ihrem Vater, der sie gerade besuchte, gestürzt. Dabei habe sie sich den Kopf so unglücklich an einem Stein aufgeschlagen, dass sie noch vor Ort an den Folgen der Verletzung verstarb. Ihr Vater sei voller Kummer noch am selben Tag zurück in die Heimat Essen gereist und würde ihren Leichnam dorthin überstellen lassen. Der Direktor des Kurhotels, in dem die junge Frau zu Gast war, ließ sein Beileid bekunden und wünschte ihm viel Kraft.

Als die beiden den Brief zu Ende gelesen hatten, schauten sie sich lange an. »Liebe kann man sich nicht kaufen«, fand Robert seine Sprache wieder.

Sascha hatte bestimmt an etwas völlig anderes gedacht, sie war schon wieder aufgestanden und ging um die Eiche herum. Sie hatte die Augen geschlossen und ging nicht ein, nicht zwei, sondern drei Mal herum. So viel Romantik hatte Robert ihr nun wirklich nicht zugetraut. Kurz vor Ende der dritten Runde ging auch er auf den Baum zu und wartete auf Sascha, um sie in seinen Armen aufzufangen. Das war ein Gefühl, das sich kaum beschreiben ließ. Eng drückten sie sich aneinander. Ihre Körper, ihre Seelen, ihren Geist. Da waren Schmetterlinge. Da war ein Geruch. Saschas Geruch, der in seine Nase stieg. Er küsste sie auf ihren Hals. Noch enger drückte sie sich an ihn heran. Die Sonne kam kurz hinter den Wolken hervor und schien jetzt durch die Baumkronen hindurch, direkt in Saschas Augen.

»Schau, da kommt sogar die Sonne raus, wie kitschig!«, witzelte Sascha. »Robby mit y, mein kleiner Sonnenschein«, raunte sie und küsste ihn.

»Wir haben gar nicht darüber gesprochen, wie wir übernachten wollen. Ob zusammen oder getrennt und wo überhaupt.«

»Robert?« Sie löste die Umarmung ein wenig und sah ihn, den Kopf etwas zur Seite nehmend, an: »Du denkst da doch an etwas bestimmtes?«

»Ich bin während meiner Recherche auf das Schloss in Eutin gestoßen und darin gibt es ein Hotel. Das ist gar nicht mal so teuer und ich dachte, das könnte total romantisch sein.«

»Aha, du hast das also alles geplant. Hast du auch den Brief geschrieben und Louise und Ernst erfunden? Gib es zu!« Sie kicherte und drückte sich wieder ganz nah an ihn. »Nein, lass mal. Wir haben ja den Van. Der hat alles, was wir brauchen. Und Romantik kann man sich sowieso nicht kaufen.« Robert wurde ganz heiß, als sie das sagte. Er küsste sie ein weiteres Mal auf den Hals. »Das mag ich. Merk dir die Stelle. Für später im Bus.« Wieder kicherte sie und löste sich nun endgültig aus der Umarmung. »Sag mal, der See in dem Brief«, fragte Sascha, »ist das der, von dem du auf der Hinfahrt erzählt hast? Der, den die Bauerntochter ausgeheult hat?«

»Ja stimmt, das ist der Ukleisee, an dem wollte ich meine Fotos machen. Wollen wir da mal hin?«

»Auf jeden Fall. Den müssen wir uns angucken. Du machst Fotos und ich checke, ob der salzig nach Tränen schmeckt.«

So entspannt hatte Robert Sascha noch nicht erlebt. Sie war wie verwandelt. Auf dem Weg zum See kamen sie an dem im Brief so schicksalhaft beschriebenen Uklei-Fährhaus vorbei. Beide staunten nicht schlecht und Sascha fuhr, ohne zu fragen, den Wagen auf den Parkplatz. »Wir könnten hier heute Abend auf einen Ball gehen«, schlug sie vor, als beide den Wagen verließen, um sich das Haus aus der Nähe anzusehen.

»Oder wir gehen hier später etwas essen. Da hängt eine Karte.«

»Alter, jeden Freitag Ente satt. Schade, dass heute Samstag ist. Das hätten wir uns gönnen können.«

»Aber günstig ist das hier nicht. In Eutin gibt es wohl einen ganz wunderbaren Griechen, da gibt es dann Fleisch satt.«

»Im Schlosshotel übernachten wollen, aber ein gutes Essen verschmähen? Robert, komm schon. Bitte!« Sascha schaute Robert wie ein kleines Mädchen mit riesigen Augen an und lachte. Dann küsste sie ihn. Natürlich würden sie dort zu Abend essen, aber erst einmal wollte er ein paar Fotos machen. Ein kleiner Steg ging wenige Meter in das Wasser des Sees hinein. Robert stellte sich hinter Sascha und nahm sie in den Arm. Wieder küsste er sie auf den Hals. Sascha raunte. »Wir sind hier aber nicht im Van, mein lieber Robert.« Sie löste sich von ihm und zog ihn um den See.

Robert hatte die Kamera nur ein paarmal aus dem Rucksack geholt. Er wollte die Zeit mit Sascha verbringen und nicht mit seinem neuen Job, seinem neuen Hobby. Noch immer wusste er nicht, was es werden sollte. Aber er wusste, was das hier werden sollte, und so war es einfach wichtiger, sich darauf zu konzentrieren.

Sascha versuchte, ihr Gefühlsleben zu sortieren, als sie zurück nach Eutin fuhren, um dort die Festspiele zu besuchen. »Aleko« von Rachmaninow. Ihrem Sergej Rachmaninow. Das kam ihr alles noch so irreal vor. Wie viele glückliche Umstände hatten dazu geführt, dass sie Robert kennengelernt hatte, dass sie nun mit ihm in der Holsteinischen Schweiz war, dass sie sich unter der Bräutigamseiche geküsst hatten, dass sie sich nun wie ein verknallter Teenager fühlte, dass sie im Uklei-Fährhaus zusammen zu Abend gegessen hatten, nachdem sie die Geschichte von Louise und Ernst gelesen hatten. Und wie wohl sie sich bei Robert im Arm gefühlt hatte, als er ihren Hals küsste, ihr Haar streichelte. Da waren die Sorgen um Martin und die Suche nach Svenja für einen Moment vergessen. Robert hatte es geschafft, sie mitzunehmen, sie aus ihrem Loch zu ziehen. Und er hatte ihr das Gefühl vermittelt, begehrt und liebenswert zu sein. Sascha war in einem Wohlfühlmodus, in den sie sich so lange hinein gewünscht hatte. Und schuld daran war dieser Robert. Robby mit y. Der schien doch weit mehr zu sein als der Luftikus, für den sie ihn am Anfang gehalten hatte. Luftikus, sie liebte dieses uralte Wort. Auch wenn er viel Unsinn erzählen konnte, so schien er doch ein Mann zu sein, der sich Gedanken über das Leben und die Welt machte. Genau wie Sascha. Und dann dieses Abendessen. Sascha war sich sicher, noch nie einen Fisch gegessen zu haben, der ihr so gut geschmeckt hatte. Das Restaurant war eigentlich viel zu schick. Aber zusammen mit Robert hatte es Spaß gemacht. Sie hatten sich herrlich über die anderen Gäste im Restaurant amüsieren können. Das genau war es, worauf es ankam. Gemeinsam den Blick auf die Welt zu werfen. Auf die Welt, an der man immer wieder verzweifeln konnte. Doch zusammen wirkte alles nicht so schwer. Im Gegenteil, es machte Spaß. Robby mit y. Das hatte sie diesem Country-DJ aus dem Karlssons wirklich nicht zugetraut. Und gut küssen kann er auch noch, dachte Sascha.

Sie fuhr den Bus in Richtung Festspielgelände und stellte ihn auf dem nahegelegenen Parkplatz gleich beim Schlossgarten ab. Sie suchte extra eine Stelle am Rand, von der sie hoffte, dass sie dort zu späterer Stunde etwas Ruhe und Abgeschiedenheit finden und vielleicht über Nacht stehen bleiben könnten. Auf der Fahrt dorthin sprachen beide nicht viel, hingen stattdessen ihren Gedanken nach und schauten sich nur gelegentlich versonnen an. Wie in einer kitschigen romantischen Komödie, fand Sascha, aber im gleichen Moment fühlte sich das genau richtig an.

RACHMANINOW
»ALEKO«

(Gekürzte Neubearbeitung)

Am Ufer eines Flusses. Im Hintergrund sind Zelte zu sehen, in denen sich Pfadfinder einrichten. Auf der linken Seite der Bühne steht ein Zelt in der Nähe zum Bühnenrand. Dieses befindet sich auf einer Drehscheibe und ist von hinten offen, sodass man später hineinsehen kann. Davor stehen Aleko und seine Geliebte Zemfira. Auf der rechten Seite der Bühne ist ein Lagerfeuer, über dem ein Topf Suppe gekocht wird. Um das Feuer herum stehen und sitzen viele Pfadfinder, in deren Mitte ein älterer Leiter. Im Hintergrund geht ein roter Mond über dem Fluss auf.

Chor der Pfadfinder

Welch Fried über dem Lager liegt,
Der Himmel tiefdunkel und blau.
Ein roter Mond darüber fliegt,
Die Luft noch warm und lau.

Es erklingt der Nacht ein erster Klang.
Keine Furcht in unseren Gliedern.
Begrüßt den Abend mit Gesang,
Mit freudig bunten Liedern.

Des älteren Leiters Lied
Bei aller Freud, die Furcht ist nah.
Die Vergangenheit säumt mein Gesicht.
Höret, was mir einst geschah.
Oh, war ich kühn und doch so schlicht.

PFADFINDER: Erzähle uns, was dich bewegt,
Was dir in deinem Sinne steht.

Älterer Leiter: Eine Gemeinschaft waren wir,
Bald zwanzig junge Menschen.
Verbunden durch die eine Gier,
In Wissenschaft zu glänzen.

Inmitten dieser schönen Zeit
Die eine große Liebe.
Ich wähnte uns in Sicherheit,
Doch verkannte ihre Triebe.

Ein Mädchen gab Mariula mir
Und ließ es, als sie ging.
Oh, sie war ganz ohne Zier,
Als sie woanders Feuer fing.

Danach gab es nur noch einen Platz,
Reserviert für meine Kleine.
Zemfira war mein einz'ger Schatz,
Den Rest soll sensen der Eine.

Pfadfinder: Nun raus damit, sag uns wohin.
Was geschah mit deiner Liebe?
Kam Rache dir in deinen Sinn,
Schläge, vielleicht Hiebe?

Älterer Leiter: Oh nein, für derlei Gewalt
Ist kein Raum in meinem Herzen.
Da ist es nur noch bitterkalt,
Gebeugt bin ich von Schmerzen.

Zemfira: Vater nein, so darfst du nicht denken.
Die Jugend ist frei, Schicksal wird sie lenken.

Junge Pfadfinderin: So ist es.
Wer gibt, der auch bekommt.
Doch Geben sei nun mal gekonnt.

ALEKO: Du ängstlich Wurm, du alter Narr,
Wäre ich an deiner statt,
Ich wäre nicht vor Gram ganz starr,
Erst wenn sie sühnte, wär ich satt.

ZEMFIRA: Diese Wut in Alekos Herz,
Sie ängstigt und betäubet mich.
Verzweiflung und großer Schmerz,
Denket er denn nur an sich?

ÄLTERER LEITER: Zemfira, warte ab! Das ist mein Rat,
Warte, bis sich sein Zorn geleget hat.

PFADFINDER: Genug der Reden nun, alter Mann,
Deine Geschichten sind traurig, wir wollen Gesang.

Pfadfindertanz

Während die anderen tanzen, verschwinden Zemfira und die junge Pfadfinderin in dem Zelt, welches sich auf der Scheibe gedreht hat, sodass man das Innere sehen kann.

JUNGE PFADFINDERIN: Noch einen Kuss! Zemfira, sei mir treu.

ZEMFIRA: Aleko wird toben, erfährt er von dir.

JUNGE PFADFINDERIN: Die Liebe zwischen Frauen ist nicht neu.

ZEMFIRA: Doch wohl für einen Wandersmann,
Der wähnt seine Liebe sicher bei mir.

JUNGE PFADFINDERIN: Sag mir, wirst du zu mir stehen?

ZEMFIRA: Halt ein! Er kommet und wird uns sehen.

(Abgang junge Pfadfinderin, Zemfira wiegt ihr Kind; Aleko nähert sich dem Zelt und hört Zemfira zu.)

Zemfiras Wiegenlied

Mein Mann, oh mein Mann, wie kann ich's erklären?
Diese neue Liebe, sie wird ewig währen.
Gefunden habe ich selbst mich nun endlich,
Doch für dich wird es niemals verständlich.
Wie kann eine Frau eine andere lieben?
Ein Unding mit verbotenen Trieben.
Und doch wählte ich sie von euch beiden,
Selbst wenn dies hieß, ich müsse den Tod erleiden.

ALEKO *(tritt herein):* Genug! Soeben erfuhr ich viel Leid.
Unstatthafte Liebe ist, was du besingst.
Einst schworest du mir einen Eid,
Doch Mord an mir ist, was du begingst.

ZEMFIRA: Sag, wie nennst du, was mir widerfährt?
Ging es bis jetzt nur um jenes,
Wonach es dir begehrt?
Schluss damit! Für mich nur noch Schönes.
(Wendet sich ab)
Meine Liebe, wie der Frühling so neu,
Warm wie der Sommer und farbenfroh,
Jung, mutig, fröhlich und treu
Und ach, sie liebet mich ebenso.

ALEKO: Gib Ruhe Zemfira, ich will's nicht mehr hören.

ZEMFIRA: Das ist mir egal! Ich bin ich, sollte es dich auch stören.

ALEKO: Zemfira! Genug.

ZEMFIRA: So zornig bist du und im Herzen so hart.
Zu lang schon wurde ich unterdrückt
Von deinem gemeinen Patriarchat.
Dies hat nun ein Ende, sonst werd ich verrückt.
(Wendet sich ab)

Meine Liebe, wie der Frühling so neu,
warm wie der Sommer und farbenfroh,
jung, mutig, fröhlich und treu
und ach, sie liebet mich ebenso.

(Abgang Zemfira)

ALEKO: Habe ich ihr etwas angetan?
War ich nicht immer gut zu ihr?
War ich ihr nicht ein rechter Mann,
Auf Händen sie tragend und stets voller Gier?

Sie bekam wohl zu aller Zeit,
Wonach es ihr verlangte.
Wie zeriss ich einst ihr Kleid,
Als ihr Verlangen nach mir noch brannte.

Und wie sie mich schützte
Vor ach meiner Wut,
Die plötzlich so kam und mir gar nichts nützte.
Da war sie so sanft und doch voller Mut.

Wie wird man mich sehen,
Ein Kerl ohne Pracht.
Der seinen Mann kann nicht stehen,
Über den man lustig sich macht.

So darf es nicht kommen,
Zemfira, nicht mit mir!
Was du mir genommen,
Das nehme ich dir.

(Abgang Aleko)

Die junge Pfadfinderin sitzt am Feuer. Neben ihr nur Zemfira, die ihren Kopf in den Schoß der jungen Pfadfinderin gelegt hat. Hinter ihnen geht der Mond unter.

Lied der jungen Pfadfinderin

Der Mond - er kommt und geht.
Mal Sichel, mal voll und rund.
Ganz, wonach der Sinn ihm steht.
Die Freiheit ist sein größtes Pfund.
Wer wollte ihn fixieren,
Beenden seine Umlaufbahn?
Nur einer, der sich würd verlieren
In seinem eignen Hass und Gram.
Unser Ziel soll das nicht sein,
Wir sind zu Höherem erkoren.
Zu glänzen wie der Mondenschein,
Sind wir geboren.

ZEMFIRA: Es ist Zeit.

JUNGE PFADFINDERIN: Warte.

ZEMFIRA: Nein, es ist an der Zeit, meine Liebe.

JUNGE PFADFINDERIN: Zemfira! Bleib bis zum Morgen.

ZEMFIRA: Es ist spät.

JUNGE PFADFINDERIN: Wie ängstlich du bist! Bleib.

ZEMFIRA: Das würde unser Leben zerstören.

JUNGE PFADFINDERIN: Nur noch einen Moment.

ZEMFIRA: Es ist an der Zeit.
Was wäre, wenn mein Mann uns fänd?

ALEKO tritt herein: Das hab ich schon,
Doch weiß ich nicht, ob ich im Traume wandere.
Das, was ich seh, ist blanker Hohn,
Meine Liebste, sie liebt eine andere.

ZEMFIRA: Lass mich Aleko,
Meine Liebe für dich ist tot.
Unsere Vergangenheit
Verglühte im Abendrot.

ALEKO: Nur ein Mann kann einer Frau geben,
Wonach es ihr verlangt.
Was sie braucht, um zu leben,
Und so wird es ihm gedankt.

JUNGE PFADFINDERIN: Ha! Selbstbewusstsein, das hast du wohl,
Doch ansonsten scheint dein Hirn ziemlich hohl.

ALEKO *(zur jungen Pfadfinderin)*:
Du schäbiges Weib fährst mir in die Parade.
Dir ist wohl nicht mal dein Leben zu schade.

ZEMFIRA *(zu ihrer Geliebten)*: Flieh meine Liebe! Flieh vor ihm.

ALEKO: Deine Chance hast du vertan.
Dieses Messer, kannst du es sehen?
Nimm es als letzte Botschaft an,
Denn jetzt wirst du von uns gehen.
(Sticht auf die junge Pfadfinderin ein)

JUNGE PFADFINDERIN: Meine Geliebte, lebe wohl. *(Stirbt)*

ZEMFIRA: Oh Aleko, was hast du getan?
Das warst du, dein wahres Ich.
Das Böse übernahm den sensiblen Mann,
Geh weg, hinfort, ich verabscheue dich.
(Beugt sich klagend über die Leiche)

ALEKO: Du weinst um sie,
So stirb auch du.
Vereint im Tode, doch im Leben nie.
Nimm dies und lege dich dazu.
(Sticht auch auf Zemfira ein)

ZEMFIRA: So soll es sein,
Doch vergiss es nicht,
Ich war niemals dein,
Oh, da kommt schon das Licht. *(Stirbt)*

(Der ältere Leiter und Pfadfinder treten ein)

PFADFINDER: Wer stört unser Lager bei Nacht?
Woher kommen all die Klagen?
Hat Aleko die beiden umgebracht,
Ältester, gib Antwort auf unsere Fragen!

ÄLTERER LEITER: Aleko! Mit dem Messer in der Hand,
Zwei tote Körper daneben.
Er hat uns genommen, was uns verband,
Die Liebe zu jeder und jedem.

So soll er nicht länger von uns einer sein,
Ein Mann, der sich stellt über das Leben.
Er hat mit uns so gar nichts gemein,
Da hilft kein Verstehen, kein Reden.

Aleko, zieh fort, lass uns allein in der Trauer.
Wir alle sind gleich, das musst du verstehen.
Wenn nicht, dann gehört um dich eine Mauer,
Niemals wollen wir dich wiedersehen.

ALEKO: Was habe ich mir dabei gedacht?
Ich wollte doch nur nicht alleine sein.
Jetzt habe ich es selbst dazu gebracht,
Niemals werde ich finden ein richtiges Heim.

Auf die Suche nach Freiheit bin ich einst gegangen.
Doch frei wie der Mond kann ich niemals sein.
Ich tat, was ich tat, nur aus Verlangen.
Hass verdunkelte meinen inneren Schein.

ENDE

Zurück am Auto wollte Sascha das Bett herrichten. Sie hatte Robert doch erzählt, dass sie in ihren ersten Tagen in Hamburg im Van übernachtet hatte. Warum hatte sie dann keine Ahnung, wie man das Bett ausklappte, wunderte sich Robert und ging ihr zur Hand. »Ich habe Whisky dabei. Willst du einen? Ich habe einen ganz besonderen Tropfen eingepackt.«

»Besonderer Tropfen? Ernsthaft? Ist das auch so eine Modeerscheinung, wie bei den ganzen Typen, die jetzt alle ›special flavoured Gin‹ trinken wollen?«

»Nein, also das kannst du echt nicht vergleichen. Aber keine Angst, ich kenne mich damit auch nicht so aus. Ich bin letztens zufällig an der Weinquelle vorbeigekommen und musste da an meinen Freund Piet denken. Der ist so ein Whisky-Heini. Torf-Head sagt man, glaube ich, in Kennerkreisen. Auf jeden Fall bin ich mir noch unsicher, ob ich eher starken, rauchigen oder fruchtig-aromatischen Whisky mag.«

»Ich nehme den rauchigen«, schnellte Sascha herbei und nahm sich eine Zigarette, die sie auch gleich anzündete. Mitten im Auto. Ohne geöffnete Tür.

»Ich habe mich für eine Zwischenlösung entschieden.«

»Weichei!«, rief Sascha und drückte ihm einen rauchigen Kuss unter sein Ohr.

»Warte mal ab. Der, den ich geholt habe, ist quasi Zweite Bundesliga. Der stammt aus der einzigen Destille auf der Insel Skye in Schottland, die nur rauchige und vor allem maritime Whiskys macht. Und dieser hier hat auch noch Früchte. Der ist in Portweinfässern nachgereift.«

»Robert. Dein Geschwafel kann einem schon Angst machen. Ist der besondere Tropfen denn auch sanft im Abgang und hat eine runde Torfnote?«

»Dann weißt du also auch, wie man den trinkt?«

»Logo, Luft anhalten und runter damit. Hol raus, die Bundesliga!«

»Jetzt mal ehrlich. Nur kleine Schlucke und lange im Mund lassen, bis sich die Aromen verteilen.« Robert kramte nach der Flasche, sie holte zwei Plastikbecher aus einem Schrank hervor und er goss ein.

»Boah, der riecht aber voll nach Alkohol.«

»Nun lass ihn doch erst mal atmen.«

»Atmen?« Sascha nahm einen langen Zug von ihrer Zigarette. »Ich muss mal das Fenster aufmachen, wir wollen ja in der Bude auch noch schlafen.« Dann roch sie noch einmal an dem Becher und nahm einen ordentlichen Schluck. »Wow, das ist ja wirklich rauchig. Keine Ahnung, ob das jetzt von der Zigarette kommt. Aber das schmeckt mir.«

»Und schmeckst du auch die Beeren und den herrlichen Toffee im Abgang?«

Sascha stutze, aber anstatt flapsig zu antworten, gönnte sie sich einen zweiten Schluck, ließ ihn lange im Mund, atmete nach dem Herunterschlucken hingebungsvoll aus und sagte: »Nein, aber der gefällt mir trotzdem. Können wir jetzt knutschen, mein Sonnenschein?«

Robert war überrumpelt. Er stellte den Becher zur Seite und bevor er etwas sagen konnte, hing sie schon an seinem Mund. Robert brauchte ein wenig, bevor er sich fallen lassen konnte.

»Welche Stelle war das denn vorhin?«, hauchte sie ihm ins Ohr. Er fand die Stelle auf Anhieb, und Sascha ließ sich gehen. Sie streichelten sich, zogen sich die Pullover und T-Shirts aus, als sei es die normalste Sache der Welt. So ungezwungen hatte Robert das noch nicht erlebt. Als er draußen ein Geräusch hörte, fing sie an zu kichern und erzählte etwas von Horrorfilmen, in denen junge Menschen beim Knutschen auf dem Parkplatz abgeschlachtet wurden. Robert war irritiert. Ob denn der Wagen abgeschlossen sei, fragte er Sascha, die ihn wiederum an ihren nackten Oberkörper heranzog und entgegnete, er solle sich keine Sorgen machen. Robert küsste ihren Hals, ihre Brust und ihren Bauch. Plötzlich gab es einen Knall auf dem Dach. Beide verharrten. Sekunden verstrichen. Robert hatte eine Schamlippe von Sascha im Mund, die er langsam losließ, als ein Tapsen auf dem Dach zu hören war. Sascha fing wieder an zu kichern. »Da ist wohl eine Katze auf unserem heißen Blechdach«, bekam sie gerade noch raus. Robert kroch zu ihr hoch. Er legte sich neben sie und strich durch ihre Haare. Sie sahen sich lange an, bis Sascha anfing, ihn ganz auszuziehen. Dann legte sie sich auf ihn und übernahm die Kontrolle. Plötzlich drehte sie sich um und nahm Robert dabei vorsichtig mit. Jetzt sollte er übernehmen, da kam er auch schon. Das war doch bestimmt zu schnell? Er verharrte noch einen Moment, bevor er wieder anfing, ihren Hals zu küssen. Dieser schmeckte so wunderbar nach warmer Haut und Schweiß. Und Tränen. Robert traute sich nicht, den Kopf zu heben. Sascha schluchzte. Noch eine Weile lagen sie so da, bevor Robert langsam von ihr glitt. Sie schwiegen. Hatte er etwas verkehrt gemacht? Robert fiel in einen tiefen Schlaf.

Die Kippe danach, dachte Sascha, als sie aus ihrem Van kletterte und sich eine anzündete. Das machte man ja so, glaubte sie, aus unzähligen Kinofilmen zu wissen. Was sie nicht wusste, war, warum sie plötzlich beim Sex mit Robert heulen musste. Es war das erste Mal, dass ihr der Sex mit einem Mann gefiel und nicht schmerzte. Sie wollte bei ihm nicht den gleichen Fehler wie bei ihren bisherigen Kerlen machen und sich seinen Bedürfnissen unterordnen. Sie wollte sich das holen, was sie sich wünschte, wollte auch auf ihre Kosten kommen. Und das klappte sehr gut mit Robert. Zu gut? Vielleicht liefen ihr deshalb ein paar Tränen über das Gesicht? Hatte er das bemerkt? Hatte ihn das gestört? Ach was, dachte Sascha, der ist ja gleich eingeschlafen. Also doch typisch Mann, dachte sie und grinste. Sie fand ihn sehr niedlich, wie er da neben ihr lag, erschöpft vom Sex, und friedlich schlief. Morgen würde sie mit ihm darüber reden können. Mit ihm würde sie über alles reden können. Sascha drückte ihre Zigarette aus und kletterte wieder zum schlafenden Robert in den Van.

Leichter Regen tropfte auf das Wagendach, als Robert erwachte. Er lag neben Sascha, die von ihm abgewandt ruhig atmete. Er empfand eine innere Zufriedenheit, die er lange nicht gespürt hatte. Vorsichtig streichelte er Saschas Nacken und schaute sie lange an. Plötzlich überkam ihn ein intensiver Tatendrang. Er musste raus, seiner Passion als Fotograf nachgehen. Ob er Sascha wecken sollte? Er wollte mit ihr reden. Sie sollte mit ihm in den nebeligen Morgen am Eutiner See gehen, um ihm Inspiration zu geben. Aber sie schlief so schön und fest. Ob sie gestern auch gleich eingeschlafen war? Robert suchte den Wagen nach Stift und Zettel ab. Aber er wurde nicht fündig. Also zog er sich leise an, nahm seine Kamera und stieg aus dem Van, ohne Sascha aufzuwecken. Er zückte sein Handy und schrieb eine kurze Nachricht: »Guten Morgen Sascha, ich bin ein paar Fotos machen und komme mit Kaffee und Frühstück zurück. Warte auf mich und zieh dich bloß nicht wieder an.« Es hatte aufgehört zu regnen. Robert schloss leise die Wagentür und machte sich auf, die Stille des Morgens am See festzuhalten.

Sascha schreckte aus dem Schlaf auf und musste sich zuerst einmal sammeln. Sie hatte mal wieder in ihrem Bus übernachtet. Zum ersten Mal allerdings nicht auf dem Beifahrersitz, sondern im hinteren Teil, den Martin so liebevoll ausgebaut hatte. Sie hatte sich getraut und wurde nicht von Emotionen überrollt, sondern hatte gut geschlafen. Das Bett war richtig bequem. Und sie hatte dort ja auch nicht alleine gelegen. Mit einem Mal schossen ihr der gestrige Abend und vor allem die Nacht durch den Kopf. Robert. Ihm hatte sie sich anvertraut und hingegeben. Körperlich und ja, zum Teil sogar seelisch. Auch wenn sie ihm noch keinen richtigen Einblick in ihre diffuse Gefühlswelt gewährt hatte, so war es ein Anfang. Und der hatte sich sehr gut angefühlt. Doch wo war Robert? Wahrscheinlich hatte er den Van verlassen, um mal pinkeln zu gehen. Sie kramte ihre Zigaretten und ein Feuerzeug hervor, zog sich ihre Jacke über und stieg aus dem Bus. Der Parkplatz war fast leer, ganz im Gegensatz zu gestern Abend, als er noch mit den Autos der Opern-Besucher vollgestellt gewesen war. Kein schlechter Ort, um wild zu campen, dachte Sascha. Und sie konnten ganz ungestört zum ersten Mal miteinander schlafen. Im Van. Das war neu für Sascha. Überhaupt fühlte sich alles neu und dabei auch so gut an. Robert. Mit ihm lief es anders als mit ihren bisherigen Typen. Sie spürte, wie die Lust erneut in ihr aufstieg. Aber wo steckte Robert? Sie konnte ihn nirgendwo auf dem leeren Parkplatz sehen. Er wird sich ein stilles Plätzchen für seine morgendlichen Geschäfte gesucht haben, dachte Sascha, und rauchte genüsslich die erste Zigarette des Tages. Dazu einen Kaffee, das wäre es jetzt. Wenn Robert war, sollten sie sich aufmachen und eine Bäckerei oder ein Café suchen gehen.

Als auch Sascha sich erleichtert hatte, ging sie zurück und legte sich hinten aufs Bett. Sie schaute an die Decke, dachte an Robert und fing an, sich zu streicheln. Ihre Arme, ihren Bauch, ihre Oberschenkel. Doch bevor sie weiter ging, stoppte sie. Das könnte ja Robert übernehmen, wenn er endlich wieder da war. Am besten mit seiner Zunge. Robby mit y, damit kannst du gut umgehen, dachte Sascha und es lief ihr ein wohliger Schauer den Rücken herunter.

Sie musste noch einmal eingeschlafen sein, denn es war inzwischen draußen hell geworden. Sascha schaute sich im Van um, Robert war immer noch nicht zurück. Panik befiel sie. Er würde sie doch nicht einfach so hier alleingelassen haben. Ficken und weg. So ein Typ war Robert doch nicht. Hastig zog sie die Tür des Busses auf und trat ins Freie. Inzwischen standen ein paar weitere Autos auf dem Parkplatz. Doch von Robert weit und breit keine Spur. Sie kletterte zurück in den Van, um nach einem Zettel oder dergleichen zu schauen, aber da war nichts. Roberts Tasche und seine Kamera waren weg, er schien alles mitgenommen zu haben. Naiv und gutgläubig wie ein pubertierender Teenager war sie gewesen. Kaum dass dir ein Kerl Avancen macht, gibst du dich ihm hin und wunderst dich dann, wenn er dich sitzen lässt, sobald er bekommen hat, was er wollte, dachte sie. Sascha liefen Tränen über die Wange. Wie dumm sie war. Dabei wollte sie doch stark sein, nicht mehr in alte Verhaltensmuster verfallen und sich von anderen abhängig machen. Und jetzt das. Scheiß Robert. Sie dachte an Martin und an das, was er ihr immer über Männer erzählt hatte. Aber sie musste ja wieder auf die heiße Herdplatte fassen.»Ach Martin«, seufzte Sascha. Wie gerne würde sie jetzt in seinen Armen Trost suchen. Aber Martin war nun einmal nicht hier. Sie war alleine. Einsam und verlassen. Ihr kam Svenja in den Sinn. Die wollte sie ja heute Mittag mit Robert aufsuchen und mit ihr über Martin sprechen. Aber nun war Robert weg. Saschas Heulkrämpfe wurden immer heftiger, sie konnte sich nicht beruhigen und schnappte hektisch nach Luft. Das hatte doch alles keinen Sinn. Ändern würde sie an allem ja doch nichts mehr können. Wenn Robert sie hatte sitzen lassen, dann würde er seine Gründe dafür haben. Und sei es, weil er doch einfach ein Arschloch war. Und Svenja? Sascha wollte nicht an sie denken, erst recht nicht an Martin. Das war alles zu viel. Die sollten sie alle in Ruhe lassen. »Verdammte Scheiße!«, schrie sie laut durch den Bus, wischte sich die Tränen notdürftig ab und kletterte auf den Fahrersitz. Ohne weiter nachzudenken, steckte sie den Schlüssel ins Zündschloss, startete den Wagen und fuhr los.

Als Robert sich auf den Weg zurück zum Parkplatz machte, war er zufrieden. Seine Traumfrau wartete auf ihn und er kam von der Arbeit mit zwei Bechern Kaffee und zwei belegten Brötchen zurück. So stellte er sich das Leben als Künstler vor. Er hatte zwar nicht das perfekte Foto gemacht, aber die Morgendämmerung über dem See war schon wirklich fantastisch gewesen.

Ob er sich im Parkplatz geirrt hatte, fragte er sich, als er den Van nicht finden konnte. Doch, da waren die Bäume, neben denen sie gestanden hatten, Reifenspuren und einige Zigarettenstummel. Das passte schon. Aber wo war der Bus? Wo war Sascha? Robert stellte den Kaffee ab und kramte nach seinem Handy. Kein Anruf, keine Nachricht. Er versuchte, Sascha anzurufen, aber ihr Telefon war nicht eingeschaltet. Was war das denn jetzt? Er setzte sich auf einen Baumstamm, nippte von dem Kaffee und entschloss, erst einmal zu warten. Er erinnerte sich an die salzigen Tränen, die er geschmeckt hatte, kurz bevor er eingeschlafen war. Ob ihr Weinen mit dem Aufbruch in Zusammenhang stand? Der Sex war doch von ihr ausgegangen. Er fühlte sich trotzdem kurz schäbig, bis er sich selbst davon überzeugt hatte, dass das nicht der Grund sein konnte. Vielleicht war sie schon zu Svenja gefahren. Plötzlich überkam ihn eine tiefe Traurigkeit. Eben noch war der Morgen perfekt gewesen, nun schon wieder zerstört. War er hier das Opfer? Hatte sie sich geholt, was sie haben wollte, und ihn dann einfach mitten in einer fremden Stadt stehen gelassen?

Als er auch den zweiten Kaffee ausgetrunken hatte und aufs Klo musste, ging er in Richtung Schlossgarten. Sie würde nicht wiederkommen, da war er sich plötzlich sicher. Er wurde wütend. Wütend auf sich, wütend auf Sascha. Robert lief einfach weiter. Er lief und lief und wurde wieder traurig. Nach einer ganzen Weile blieb er stehen, um sich zu sammeln. Er brauchte einen Plan. War er nicht vorhin an einem Schild vorbeigekommen, das angezeigt hatte, Malente sei nur fünf Kilometer entfernt? Dann würde er jetzt eben nach Malente gehen, auch wenn er nicht wusste, was er da sollte. Er war jetzt ein trauriger, von seiner Muse alleingelassener Künstler, der nichts mehr hatte als seinen Rucksack mit Wäsche für einen Tag und seiner Kamera. Die Landschaft zog auf seinem Fußmarsch an ihm vorbei, ohne dass Robert Motive zum Fotografieren sah. Er war nicht geübt darin, ein Künstler zu sein. Erst recht war er nicht geübt darin, ein trauriger Künstler zu sein. Das musste man in jahrelanger, schmerzlicher Erfahrung lernen. Robert befürchtete, da niemals hinzukommen. Eigentlich war er ja ein Sonnenschein, Sascha hatte absolut recht gehabt. Er wusste immer, wo er stand, nur leider stand er halt immer am falschen Platz. Vielleicht war Robert ein Sonnenschein im Schatten.

Plötzlich stand er vor einem Wegweiser zur Quelle der gebrochenen Herzen. Keine fünfzehn Minuten später war er dort. Das sah eher aus wie ein Teil des Kneippbades aus dem Malenter Kurpark. Wenn man das Wasser aus der Quelle trank, sollte man von Liebesleid befreit werden, hieß es auf einer Hinweistafel. Robert trank einen Schluck und setzte sich. Das klare, kalte Quellwasser hatte ihm gutgetan. Er versuchte noch einmal, Sascha zu erreichen. Doch ihr Telefon war noch immer nicht eingeschaltet. Dann musste er eben zu Svenja.

Sascha starrte auf die Autobahn. Sie hatte Rachmaninow abgewürgt, ihn einfach ausgestellt. Mitten im Adagio des dritten Klavierkonzertes. Das hatte sie noch nie gemacht. Aber sie hielt es gerade einfach nicht aus. Immer wieder schossen ihr Robert und der gestrige Opernbesuch durch den Kopf. Rachmaninow. Würde sie seiner Musik je wieder zuhören können, ohne dabei an den Eutiner See, Aleko, die Bräutigamseiche, die Geschichte von Louise und Ernst, das Uklei-Fährhaus und ja, fuck, ohne dabei an Robby mit y denken zu müssen? Erneut konnte sie ihre Tränen nicht zurückhalten und heulte los wie ein kleines Kind. Reiß dich zusammen, Sascha, dachte sie. Du musst jetzt cool bleiben. Das schaffst du, das kannst du. So, wie vor zwei Wochen, als du Martin zum letzten Mal gesehen hast. So, wie drei Tage später, als du einfach nicht nach Münster, sondern nach Hamburg gefahren bist. Da hast du auch funktioniert. Da hast du dein Studium sausen lassen und dich der großen Stadt hingegeben. Du bist alleine in Clubs und Bars gegangen, bist in Cafés gesessen und hast neue Menschen kennengelernt. Steffen und seine Jungs, Karlsson und Andrea, die Mädels auf deiner Station. Du brauchst das Sauerland nicht. Du hast dich endlich von deiner Familie losgelöst. Endlich deinen Alten hinter dir gelassen, den Arsch mit seiner ständigen Bevormundung. Ein Vierteljahrhundert lang hat er dir das Leben schwer gemacht, sich immer wieder in deine Angelegenheiten eingemischt, hat sich nie für deine Wünsche und Vorstellungen vom Leben interessiert, sondern dir ständig Vorschriften gemacht. Damit ist jetzt Schluss. Ich brauche dich nicht. Fuck off. Es geht auch ohne euch. Viel besser sogar.

Der Zug von Malente war schon in Eutin angekommen, ehe Robert sich einen Sitzplatz hätte suchen können. Das kurze Stück hätte ich auch ohne Ticket fahren können, dachte er, aber so funktioniert das wohl hier auf dem Land. Da geht man eben davon aus, dass die Leute ehrlich sind. Er dachte an Piet, dessen Eltern niemals die Tür zu ihrem alten Bauernhaus in der Nähe von Eckernförde abgeschlossen hatten. Ob bei Tag oder Nacht, ob sie in den Urlaub fuhren oder nur auf den Markt. »Sonst kann der Postbote ja die Briefe nicht reinlegen«, war ihre schlüssige Antwort, als Robert sie einmal darauf angesprochen hatte. Direkt in Eckernförde hätte man sich das nicht erlauben können. Da gab es zu viele Urlauber.

Nun stand er also wieder in Eutin. Die Stadt, die er aus Verzweiflung verlassen hatte und in die er jetzt voller Hoffnung zurückkam. Sicher würde es eine Erklärung für all das geben, was da gerade passiert war. Zielstrebig begab er sich auf den Weg zu dem Platz, an dem sie am Vortag den freundlichen Kinobesitzer getroffen hatten. Am Haus, das gestern verschlossen und abgedunkelt gewesen war, waren nun ein paar

Fenster geöffnet und man hörte, dass jemand im Inneren werkelte. Robert klopfte an die mit Pappe verkleidete Tür. Eine Frau, die ungefähr fünf Jahre älter war als er, öffnete die Tür und sah in fragend an. »Ja? Was kann ich für dich tun?«

»Hallo. Ich bin Robert und auf der Suche nach Sascha.«

»Sascha? Kenne ich nicht. Tut mir leid. Ich habe den Laden erst vor kurzem übernommen und keine Ahnung, wer den vorher hatte.«

»Ich suche Sascha, die Schwester von Martin. Du bist doch Svenja?«

»Ja, ich bin Svenja.« Sie stutzte. »Entschuldige, das ist jetzt etwas überraschend. Komm doch erst mal mal rein.« Svenja ließ Robert in den leeren Laden. »Also, das musst du mir jetzt erklären. Warum suchst du hier nach der Schwester von Martin?«

»Sie wollte dich besuchen und mit dir über Martin sprechen. Ich war auch auf dem Weg hierher und deshalb hat sie mich mitgenommen. Aber heute Morgen war sie einfach weg und jetzt weiß ich nicht, wo sie steckt.«

»Einfach weg? Scheint ja in der Familie zu liegen, diese Eigenart.« Svenja kramte einen Beutel Tabak hervor und drehte sich eine Zigarette. »Kannst du das etwas näher erklären? Warum wollte sie mich besuchen? Ich kenne sie ja gar nicht. Und Martin ist auch nicht hier, der hat sich seit über zwei Wochen nicht gemeldet. Ich kann ihn auch nicht erreichen, aber das ist ja nichts Neues.«

»Rauchst du?« Robert war verwirrt, aber richtig schwanger sah Svenja jetzt auch nicht aus.

»Ja. Willst du auch eine haben?«

»Nein, danke. Aber ich dachte, du bist schwanger. Also ich will dir ja nicht zu nahe treten, nur sagt man doch, das wäre nicht so gesund …«

»Schwanger? Also entschuldige mal bitte. Du kommst hier in meinen Laden und willst mir erzählen, ich dürfe nicht rauchen, weil ich schwanger bin? Sag mal, wer bist du überhaupt und wo ist Martin? Und warum schickt er einen wildfremden Typen hierher, der mit mir über meine angebliche Schwangerschaft reden will? Sag mal, habt ihr sie noch alle? Bist du auch aus dem Kaff da im Sauerland und wenn mal einer nicht so tickt, wie das die Eltern wollen, wird gleich das ganz Dorf geschickt, oder was?« Robert wusste keine Antwort. »Hallo? Bist du noch da? Wie heißt du noch mal? Hast du noch mehr zu sagen oder willst du mich nur anstarren?«

»Robert. Ich heiße Robert und nein, ich komme nicht aus dem Sauerland. Ich komme aus Eckernförde und ganz ehrlich weiß ich auch nicht, was hier abgeht. Das ist irgendwie ganz anders, als ich dachte.«

»Und? Was hast du dir denn gedacht, als du an meine Tür geklopft hast?« Robert versuchte zu erzählen, was er in den letzten Tagen erlebt hatte, warum er in Eutin war und warum er nun vor Svenjas Tür gestanden hatte. »Du bist also der neue Lover von Martins Schwester. Aber wo ist Martin denn nun? Das ist ja meine Frage.« Jetzt war es Svenja, die erzählte, dass sie Martin seit Tagen nicht erreichen konnte. Dass beide sich auf ihr neues Leben in Eutin, auf den Aufbau einer eigenen Existenz gefreut hatten und dass Martin nicht zum ersten Mal den Schwanz eingezogen hatte, wie Svenja es genervt, aber auch enttäuscht beschrieb. »Schickt er jetzt seine Schwester vor, weil er es nicht gebacken bekommt, mir zu sagen, dass sein Vater ihn nicht gehen lässt?«

»Sein Vater? Ich weiß nur, dass Sascha dich sucht und mit dir reden will. Und nun ist sie nicht hier und ich suche sie. Ich dachte echt, da wäre was zwischen uns, und jetzt weiß ich gerade gar nichts mehr.«

»Ja, so geht es mir auch. Ich wollte schon letztes Jahr mit Martin einfach raus, wir wollten unseren Traum leben, eine Surfschule am Strand aufmachen. Wir hatten sogar ein super Angebot. Aber dann hat er sich, so wie jetzt, einfach ein paar Tage nicht gemeldet und kam irgendwann mit so einem Quatsch, er müsse das Werk von seinem Vater übernehmen und es wäre jetzt nicht der richtige Zeitpunkt für einen Neuanfang. Dann, vor einem halben Jahr, haben wir das hier gefunden. Klar, nicht direkt am Strand, aber immerhin in einer, na, die Leute sagen Stadt dazu. Da haben wir gesagt: jetzt oder nie. Ich habe meinen Job gekündigt und jetzt meldet er sich schon wieder nicht, der Penner. Dabei ist das unser Traum. Entschuldige, wenn ich das jetzt so raushaue, aber ich weiß auch nicht mehr, was ich tun oder denken soll.« Svenja fing an zu zittern und drehte sich noch eine Zigarette, um das zu überspielen.

»Und Sascha meldet sich jetzt auch nicht mehr.«

»Scheint wirklich eine Familie zu sein«, kam es noch aus Svenja raus, bevor sie anfing zu weinen. Robert war kurz davor, es ihr gleich zu tun.

Robert und Svenja waren Verbündete, als er den Laden verließ. Sie hatten Telefonnummern ausgetauscht und waren sich einig gewesen, einander zu informieren, wenn sie etwas erfahren würden. Zum zweiten Mal an diesem Tag ging Robert einfach durch die Stadt. Er hatte nichts mehr, an das er sich klammern konnte, und wollte zurück nach Hamburg.

In ihrem Zimmer im Krankenhaus schmiss Sascha ihre Sachen aufs Bett, setze sich auf den Stuhl und vergrub die Hände im Gesicht. Der Ausflug in die Holsteinische Schweiz war ein Fiasko gewesen. Aber das Leben ist kein Wunschkonzert, dachte sie, und Traumprinzen findet man halt doch nicht in einer Hamburger Kiezkneipe. Robert hatte sich immer noch nicht bei ihr gemeldet. Keine Nachricht, kein gar nichts. Sie zog ihr Handy aus der Tasche. Es war ausgeschaltet. Sie hatte es gestern Abend ausgemacht, bevor die Oper anfing. Und danach hatte sie es gar nicht mehr eingeschaltet. Was, wenn Robert schon längst versucht hatte, sie zu erreichen? Hektisch machte sie das blöde Ding an. Es dauert ewig, bis es endlich hochgefahren war. Zwei Textnachrichten und fünf Anrufversuche in Abwesenheit, von Robert und ihrer Mutter. Sie öffnete die SMS von Robert: »Guten Morgen Sascha, ich bin ein paar Fotos machen und komme mit Kaffee und Frühstück zurück. Warte auf mich und zieh dich bloß nicht wieder an.« Sascha hielt die Luft an. Die Nachricht war am frühen Morgen abgeschickt worden. Er wollte sich nur um das Frühstück kümmern. Scheiße. Und Sascha hatte ihn einfach in Eutin stehenlassen. Und was wollte Renate von ihr? Ihre Eltern sollten sie endlich in Ruhe lassen. Trotzdem öffnete sie auch diese Textnachricht: »Liebe Sascha, bitte melde dich. Ich weiß nun endlich, wie das mit Martin passiert ist. Es gibt neue Erkenntnisse zu seinem Tod. Außerdem liegt hier noch ein Brief für dich.« Sascha starrte auf das Display. Jetzt war alles wieder da, was sie versucht hatte zu verdrängen. Der Unfall im Sägewerk. Der plötzliche Tod ihres Bruders. Die Apathie ihrer Mutter und das kaltherzige Verhalten ihres Vaters. Als würde ihn das alles nichts angehen. Was waren das für Neuigkeiten, von denen ihre Mutter sprach? Wollte Sascha die überhaupt hören? Martin würde es ja doch nicht wieder zum Leben erwecken. Andererseits wollte sie natürlich wissen, was genau da am Freitag dem 30. im Sägewerk Hardt passiert war, als Martin, der immer umsichtig und sorgsam gewesen war, in die Kreissäge fiel. Sascha musste endlich ihre Mutter anrufen. Weglaufen ging nicht mehr.

Zuvor aber musste sie Robert anrufen, ihm erklären, dass alles ein beschissenes Missverständnis war, dass sie sich in ihn verliebt hatte, dass sie ihn unbedingt wiedersehen wollte und dass sie eine dumme Kuh war, die vergessen hatte, ihr Handy einzuschalten und deswegen einfach zurück nach Hamburg gefahren war. Mit zittrigen Händen wählte sie seine Nummer.

Nach dem Telefonat fiel die Last, die er den ganzen Tag mit sich herumgetragen hatte, von Robert ab. Erschöpft und glücklich ließ er sich auf den Sitz im Zug Richtung Hamburg fallen. Da war wieder das Kribbeln im Bauch. Er freute sich auf Sascha und konnte es kaum erwarten, sie wiederzusehen. In zwei Stunden würden er und Sascha im Chez Charles mit einem wunderbaren Kaffee sitzen. Robert schloss seine Augen und wäre eingeschlafen, wenn sein Telefon ihn nicht davon abgehalten hätte. Sein Vater rief an und erzählte, dass Roberts Mutter und er sich überlegt hatten, spontan eine Woche in den Urlaub zu fahren. In Eckernförde war es ihnen zu kalt geworden und sie waren schon lange nicht mehr verreist. Außerdem wären sie letzte Woche bei ihrem Stammgriechen gewesen und der hätte ihnen erzählt, dass sein Cousin eine günstige Wohnung in Matala zu vermieten habe. »Wie heißt denn der Vermieter?«, wollte Robert wissen, der natürlich sofort an seine Lieblingsgeschichte von Stereo und dessen Kofferraum dachte. Aber sein Vater wusste den Namen nicht.

»Und was treibst du so, min Seuten? Kommst du mit deinen Fotos voran?«

Robert erzählte von seinen Fotos und von Sascha, ohne zu sehr ins Detail zu gehen. Das mit dem Missverständnis ließ er weg. Als die beiden ihr Telefonat beendet hatten, sah Robert, dass er zwei neue Nachrichten hatte. Die eine war von Piet, die andere von einer unbekannten Nummer. Piet schrieb: »Na, Rob? Hast du dir Gedanken über den Skatabend gemacht? Ich hab da echt Bock drauf. Oder du kommst einfach mal so vorbei und wir trinken mal wieder einen schönen Islay-Tropfen. Es ist schon zu lange her, dass wir uns das letzte Mal gesehen haben.«

»Piet, du hast recht! Ich werde mich in den nächsten Tagen mal intensiv damit auseinandersetzen, wie das zeitlich für mich und gegebenenfalls auch für meine neue Freundin Sascha hinhauen würde. Ich gehe mal davon aus, dass du uns auch zu zweit aufnimmst?«

»Aber sicher!«, schrieb Piet sofort zurück. »Eine neue Flamme, ich werde weich! Cool, dann geht es ja wieder bergauf bei dir. Das freut mich zu lesen und dann warte ich auf eure Antwort. Bis bald!«

Die zweite Nachricht, die Robert bekommen hatte, lautete wie folgt: »Sehr geehrter Herr Schmidt! Ich benötige dringend Ihre Hilfe. Nächste Woche habe ich ein Casting für einen Film, der in der Wildnis spielen soll. Dazu benötige ich Fotos von mir in der freien Natur. Hätten Sie noch Ressourcen dafür frei oder ist ihr Terminkalender schon voll? Eine vernünftige Bezahlung können Sie natürlich voraussetzen. Herzlichst, Ihr Ableser!« Ein Job! Robert wusste gar nicht, wie ihm geschah. Ja, es ging aufwärts, wie Piet geschrieben hatte.

Als Sascha das Chez Charles betrat, war sie noch aufgeregter als bei den bisherigen Malen. Hoffentlich würde Robert ihr verzeihen können. Ihr schlug das Herz bis zum Hals. Sie schaute sich in dem inzwischen vertraut gewordenen Café an der Osterstraße um. Die Schwarz-Weiß-Fotografien, Charles hinter der Theke, der Zeitungsständer mit der Tagespresse, die dezenten Klavierklänge von Chopin. Sascha fühlte sich zu Hause. Und da entdeckte sie Robert. Er saß am selben Tisch wie bei ihrem letzten Treffen. Zögerlich ging sie zu ihm hin, noch hatte er sie nicht bemerkt.

»Hallo Robert, schön dich zu sehen«, holte sie ihn aus seinen Gedanken. Er erschrak und sprang regelrecht auf, blieb dabei mit seinem linken Bein an einem der Tischbeine hängen und kam ins Stolpern. Dabei fiel sein Stuhl um und Robert hatte sichtlich Mühe, es ihm nicht gleichzutun. Über so viel Ungeschick musste Sascha lachen. Zum ersten Mal an diesem Tag. Alleine dafür danke ich Robert, dachte sie, und schaute ihm tief in die Augen.

»Oh, hi Sascha, da bist du ja«, begrüßte er sie verlegen. »Ich hatte dich gar nicht reinkommen …« Ohne ihn ausreden zu lassen, nahm Sascha sein Gesicht in ihre Hände und küsste ihn lange und intensiv auf den Mund.

»Sag kurz mal nichts. Bitte halt mich einfach fest.« Das ließ sich Robert nicht zweimal sagen und schloss Sascha in seine Arme. Nach einer gefühlten Ewigkeit lockerte sie die Umarmung und setzte sich an den Tisch. Robert richtete seinen Stuhl wieder auf und nahm ihr gegenüber Platz. Sie schauten sich an und sagten beide erst einmal nichts. Aber ihre Blicke verrieten, wie erleichtert der jeweils andere war und wie verliebt. Zumindest empfand Sascha das so.

»Ich bin sehr froh, dass du mich vorhin angerufen hast«, ergriff Robert zuerst das Wort.

»Ja, ich auch. So eine Scheiße. Warum habe ich nur nicht daran gedacht, mein Handy einzuschalten? Dann wäre das alles gar nicht passiert. Wir hätten zusammen Kaffee getrunken, noch eine Runde gevögelt und wären dann ganz entspannt zusammen zu Svenja gefahren.«

»Stimmt. So habe ich das alles alleine machen müssen. Zumindest das mit dem Kaffeetrinken und Svenja besuchen.«

»Du warst bei Svenja? Ohne mich? Wieso?«

»Weil ich gehofft habe, dich dort zu treffen. Ich konnte mir einfach nicht vorstellen, dass du mich so hast sitzen lassen.«

»Na, und hast du sie getroffen? Was hat sie gesagt?« Sascha war mit einem Mal ganz aufgekratzt.

»Ja, ich habe Svenja getroffen. Aber die ist nicht gerade gut auf deinen Bruder zu sprechen. Und schwanger ist sie ja auch nicht.«

»Schwanger? Wieso sollte Svenja denn schwanger sein? Und was hat sie zu Martin gesagt?«

»Irgendwie ging ich die ganze Zeit davon aus, dass Svenja von Martin schwanger sei und du sie deshalb so dringend suchst, um mit ihr zu reden. Das war wohl ein weiteres Missverständnis zwischen uns beiden. Das müssen wir besser in den Griff bekommen.« Er lächelte sie etwas verlegen an. »Aber davon abgesehen, ist sie ziemlich sauer auf Martin, da sie sich von ihm im Stich gelassen fühlt. Ist ja auch nicht die feine Art, zuerst gemeinsam Pläne zu schmieden, den Surfshop anzumieten und sie dann einfach damit alleinzulassen. Die wollten doch zusammen den Laden eröffnen.«

»Sitzen gelassen?«, platze es aus Sascha heraus. »Martin kann keinen Surfshop mehr eröffnen. Der ist tot.«

Robert starrte Sascha mit offenem Mund an. Ihre Augen füllten sich mit Tränen. Er brauchte einige Zeit, um seine Sprache wiederzufinden. »Martin ist tot? Das wusste ich nicht.«

»Deshalb habe ich ja Svenja gesucht. Ich wollte mit ihr über seinen Tod sprechen, das Ganze irgendwie verarbeiten. Vielleicht klappt so etwas zu zweit besser, hatte ich gehofft.«

»Was ist denn mit Martin passiert?«

»Es gab einen Unfall bei unserem Vater im Sägewerk. Vor gut zwei Wochen. Martin ist irgendwie in eine Kreissäge …« Sie stockte und das Weinen wurde heftiger. Sascha zog ein Taschentuch aus der Hosentasche und schnäuzte sich die Nase. Trotz des Schmerzes, den es ihr bereitete, über Martins Tod zu sprechen, tat es gut, das Ganze endlich laut auszusprechen. »Wie das genau passiert ist, weiß ich auch nicht. Es war niemand dabei«, fuhr Sascha fort, nachdem sie sich wieder etwas unter Kontrolle hatte. »Aber meine Mutter hat mir heute Nachmittag geschrieben, dass man wohl herausgefunden hat, wie es passiert ist.«

»Und, was sagt sie?«, fiel ihr Robert fast ins Wort.

»Noch gar nichts. Zumindest nicht zu mir. Ich habe sie noch nicht zurückgerufen.«

»Warum nicht? Interessiert dich das denn nicht?« Robert schaute sie irritiert an.

»Doch, natürlich. Aber ich habe auch Angst vor dem, was ich da vielleicht zu hören bekomme. Und überhaupt habe ich mich noch kein einziges Mal bei ihr gemeldet, seit ich in Hamburg bin, ich habe mich nicht getraut. Das schiebe ich schon die ganze Zeit vor mir her. Außerdem wollte ich erst mal die Sache zwischen uns klären.«

»Das mit uns beiden haben wir ja nun zum Glück klären können.« Robert fasste Saschas Hände und küsste sie zärtlich. »Und deshalb solltest du nun wirklich deine Mutter anrufen, meinst du nicht?«

Sascha zögerte und schaute ihn schweigend an. Doch dann sagte sie: »Du hast recht. Ich muss das jetzt hinter mich bringen. Außerdem will ich ja auch wissen, wie Martin dieser Unfall passieren konnte. Ich kann das hier aber nicht, nicht unter den ganzen Leuten und mit der Musik im Hintergrund. Ist es für dich ok, wenn ich kurz zum Telefonieren nach draußen gehe?«

»Natürlich ist das ok. Ich renne nicht weg, nicht zum Fotografieren und nicht zum Kaffeeholen.« Robert versuchte ein Lächeln.

»Dann bis gleich.« Sascha zog sich ihre Jacke an und trat vor die Tür des Chez Charles. Draußen zündete sie sich eine Zigarette an und zog ihr Handy aus der Hosentasche.

»Renate Hardt«, hörte sie ihre Mutter kurz darauf mit gedämpfter Stimme.

»Hier ist Sascha. Hallo Mutter.«

Genauso dunkel wie das Wohnzimmer, in dem sie saß und in die Finsternis starrte, fühlte es sich in ihr an. Sie hatte alles verloren. Fühlte sich einsam und leer. Warum, lieber Gott, strafst du mich so? Warum hast du mir dieses schwere Los aufgebürdet? Wieso hat das Schicksal meine Familie so schwer getroffen, fragte sie sich immer wieder. Seit Tagen. Als die Kuckucksuhr läutete, zuckte sie zusammen. Erst jetzt bemerkte sie, wie still es um sie herum war. Das ganze Haus wirkte wie ausgestorben. Dabei war das einmal anders gewesen. Damals, als die Kinder noch klein waren. Da war manchmal richtig Rummel in der Bude. Zumindest wenn ihr Mann das zugelassen hatte. Und ja, es war nicht immer alles Friede, Freude, Eierkuchen. Doch in welcher Familie war das denn schon der Fall? Leicht hatten es ihr die Kinder aber nicht gemacht. Ständig mussten sie widersprechen und ihren Willen durchsetzen wollen.

Vor allem ihrem Mann passte das gar nicht in den Kram. Der hatte immer schon seine festen Vorstellungen vom Leben und seiner Familie gehabt. Warum hatten die Kinder das nie verstanden und so einen Dickschädel haben müssen? Den hatten sie wohl von ihm geerbt. Und wenn die Fetzen flogen, saß sie immer zwischen den Stühlen. Auf sie hatte nie jemand in der Familie Rücksicht genommen. Sie war es, die es wieder richten musste, wenn ihr Mann mit den Kindern in Streit geraten war. Auch wenn das oft nicht den gewünschten Erfolg hatte, so war sie doch stets bemüht gewesen, das Richtige zu tun und es allen Seiten recht zu machen. Gedankt hatte es ihr niemand.

Renate wusste schon vor ihrer Ehe, dass es mit Karl nicht einfach werden würde. Er hatte ihr gefallen, damals als sie sich kennengelernt hatten auf dem Schützenfest in Bestwig. Er war ein schneidiger Mann, der in seiner Uniform als frisch gebackener Schützenkönig eine beeindruckende Figur abgegeben hatte. Zu ihm schauten die Leute auf, sie zeigten sich gerne an seiner Seite. Und Geld hatte er auch. Einige Monate zuvor hatte er das Sägewerk seines Vaters übernommen und war nun der Chef eines mittelgroßen Betriebes und somit verantwortlich für bald vierzig Angestellte. Das hatte Eindruck auf Renate gemacht. Und ausgerechnet sie hatte Karl zu seinem Königswalzer aufgefordert. Wenige Monate später hatte er sie nach einem Besuch des Laientheaters im Bürgerhaus gefragt, ob sie seine Frau werden wollte. Renate verschlug es fast die Sprache, aber sie schaffte es trotzdem, sofort ja zu sagen. Im Mai des darauffolgenden Jahres fand die Trauung statt und wurde zum gesellschaftlichen Großereignis der Region, obwohl sie selber eher aus bescheidenen Verhältnissen stammte. Aber Karl und seine Familie sorgten dafür, dass die Hochzeit fast schon herrschaftlich wurde. Da wurde geklotzt und nicht gekleckert. Alleine das Buffet hatte Unsummen verschlungen. Und die Gästeliste durfte sich mehr als sehen lassen. Alles, was Rang und Namen hatte, stand da drauf. Aus Politik, Kirche und unzähligen Vereinen der Gegend waren die höchsten Repräsentanten erschienen, um dem jungen Paar zu gratulieren. Im nächsten Jahr kam Martin zur Welt und Karl schien glücklich zu sein, nun einen männlichen Stammhalter zu haben, der einmal in seine Fußstapfen treten sollte. Als einige Jahre später ihre Tochter Sascha zur Welt kam, schien das familiäre Glück perfekt zu sein. Doch bereits zu diesem Zeitpunkt hatte Renate gemerkt, dass Karl ein dominanter Mensch mit narzisstischen Charakter war. Er duldete keinen Widerspruch und ließ keine Meinung neben der eigenen zu. Er gab die Richtung vor und die Familie hatte zu folgen. Das ging die ersten Jahre gut, denn sie hatte gelernt, sich ihm unterzuordnen und seinen Willen zu akzeptieren. Was hatte sie ihm auch schon entgegenzusetzen? Eine Hausfrau mit Hauptschulabschluss neben ihm, dem großen und einflussreichen Karl Hardt. Sie kümmerte sich um die Kinder und den Haushalt, er um alles andere. Und wenn ihm etwas nicht passte, gab er vor, wie es stattdessen zu laufen hatte.

So vergaß Renate immer mehr ihren eigenen Willen und opferte sich für Karl, Martin und Sascha auf. Als die Kinder dann aber älter wurden und spätestens als Martin in die Pubertät kam, fingen die Probleme erst richtig an. Mit einem Mal widersetzten sie sich ihren Eltern. Martin kapselte sich immer mehr von zu Hause ab und begann, sein eigenes Leben zu führen. Er traf sich mit Freunden, die gar nicht dem Geschmack seines Vaters entsprachen. Das waren ungehobelte Kerle und unzüchtige Mädchen, die lieber die Nächte durchfeierten und die Tage beim Windsurfen auf dem Möhnesee verbrachten, als etwas ordentliches zu lernen. Sascha dagegen schaute zu ihrem großen Bruder auf und eiferte ihm nach, wollte ihn stets begleiten und so sein wie er. Karl machte Renate und ihre lasche Erziehung dafür verantwortlich. Er hielt es an der Zeit, ein Machtwort zu sprechen und die Fäden nun auch in pädagogischen Fragen in die Hand zu nehmen. Er drohte Martin damit, ihn zu enterben und aus dem Haus zu schmeißen, wenn dieser nach seinem Abitur keine Ausbildung im Sägewerk machte, damit er den Betrieb kennenlernte. Schließlich sollte ihm das alles ja eines Tages mal gehören. Martin wollte aber viel lieber nach Köln, Berlin oder Hamburg, um dort zu studieren. Kunst oder Sport oder irgendein anderes unnützes Fach, wie Karl es auszudrücken pflegte. Nach unzähligen Streitereien und Wutausbrüchen willigte Martin dann doch in Karls Pläne ein, nachdem ihm Renate immer wieder gesagt hatte, er könne doch eventuell später noch ein Studium anfangen. So kehrte zumindest vorerst ein wenig Ruhe bei den Hardts ein. Doch wenige Jahre später fing der Zirkus erneut an, als es nun Sascha war, die ihren Eltern unterbreitete, nach der Schule Medizin studieren zu wollen, um anderen Menschen helfen zu können. Karl hielt das für eine Schnapsidee und legte seiner Tochter nahe, sich lieber einen Ehemann zu suchen und eine Familie zu gründen. Und wenn sie denn unbedingt wollte, könnte sie ja nebenbei eine Ausbildung machen. Das müsste dann aber auch reichen. Auch bei Sascha hatte Karl sich durchgesetzt und sie fing eine Ausbildung zur Kinderkrankenschwester an. Nur mit dem Ehemann ließ sie sich Zeit. Karl und Renate bekamen immer mehr Sorge, ihre Tochter würde keinen abbekommen. Stattdessen trieb sie sich lieber mit Martin und seinen Freunden herum und blieb auch immer häufiger über Nacht in der Klinik in Schmallenberg, wo sie als Auszubildende ein kleines Zimmer im Schwesternwohnheim bezogen hatte.

Erneut schlug die Kuckucksuhr irgendeine volle Stunde und Renate schreckte aus ihren Gedanken hoch. Immer noch saß sie im finsteren Wohnzimmer und starrte in die Leere. Warum meldete Sascha sich bloß nicht? Ging es ihrer Tochter gut? Wie kam sie nur dazu, einfach von zu Hause zu verschwinden und ihre Eltern in so einer Situation allein zurückzulassen? Lediglich einen knappen Brief hatte sie ihrer Mutter hinterlassen, den diese inzwischen so oft gelesen hatte, dass sie den Wortlaut bereits auswendig kannte. Sie würde nach Münster ziehen, um dort Medizin zu studieren. Ein Zimmer habe sie auch schon und deshalb gäbe es keinen Grund, sich Sorgen zu machen. Nun war Sascha bereits seit zwei Wochen verschwunden und hatte nicht ein Lebenszeichen von sich gegeben. Selbst jetzt, als sie ihr geschrieben hatte, dass es Neuigkeiten zum Tod von Martin gab, hatte sie nicht reagiert. Renate überfiel die nackte Angst. Sie wollte nicht auch noch ihr zweites Kind verlieren. In so kurzer Zeit. Martins Tod hatte sie noch immer nicht richtig realisiert, geschweige denn verarbeiten können. Viel zu frisch war diese Wunde, die sich vielleicht nie wieder schließen würde. Umso mehr wünschte sie sich, zu wissen, dass es Sascha den Umständen entsprechend gutging. Der Tod ihres Bruders hatte Sascha den Boden unter den Füßen weggezogen. Zwei Tage und Nächte hatte sie sich in ihrem Zimmer eingeschlossen, nachdem sie von Martins Unfall erfahren hatte. Renate musste schlucken und bekam das Gefühl, dass ihr etwas die Kehle zuschnürte. Sie hatte sich völlig überrumpelt gefühlt, als heute Vormittag die beiden Polizisten vor der Tür standen. Mordkommission, hatte der eine gesagt. Sie kämen wegen des Todes ihres Sohnes. Es habe bei der Obduktion der Leiche neue Erkenntnisse gegeben. Die Untersuchungen ließen keinen Zweifel zu, dass ein Fremdverschulden vorliegen würde. Es hätte ein Kampf stattgefunden, was eindeutigen Spuren an Martins Händen und Armen beweisen würden. Außerdem seien DNA-Spuren auf seinen Kleidern gefunden worden. Nachdem sie mehrere Angestellte befragt hatten, hatte sich der Verdacht erhärtet, dass sich außer seinem Sohn nur der Chef noch im Betrieb befunden hatte. Deswegen hatte man ihren Mann am Mittag im Gasthof Freischütz festgenommen. Inzwischen läge der DNA-Abgleich vor und es sei nahezu unzweifelhaft, dass Karl Hardt seinen Sohn nach einer heftigen Auseinandersetzung in die Säge gestoßen hatte. Inwieweit ein Vorsatz vorliegen würde, könnte man im Moment noch nicht sagen, da der Verdächtige seit seiner Festnahme jegliche Aussage verweigere.

Renate wollte und konnte das nicht glauben. Welchen Grund sollte Karl gehabt haben, Martin zu töten? Sie waren im Laufe der Jahre unzählige Male in Streit geraten und immer war es irgendwie weitergegangen. Irgendwie hatte Martin sich gefügt und Karls Willen gehorcht. So auch im letzten Jahr, als er Karl von seinen Plänen erzählt hatte, mit irgendeiner Freundin ans Meer ziehen zu wollen, um dort eine Surfschule aufzumachen. Diese Flausen konnte ihm sein Vater zum Glück austreiben und ihn erst mal dazu bringen, weiter im Betrieb zu arbeiten. Surfschule, so weit kommt es noch, hatte Karl gesagt. Welchen Floh hatte diese Frau ihrem Sohn denn da bloß ins Ohr gesetzt? Aber vielleicht war es diesmal gar nicht um Martin gegangen. Stattdessen um seine

Schwester und ihre Pläne, Medizin zu studieren. Vielleicht hatte Martin wie so oft seine Schwester in Schutz genommen, sie gegenüber dem Vater verteidigt. Karl konnte ja so cholerisch werden, wenn es nicht nach seinem Willen lief. Jetzt war Martin tot, Karl saß in Untersuchungshaft und Sascha war seit zwei Wochen verschwunden. Renate hatte das Gefühl, nicht mehr atmen zu können. Eine Panikattacke überkam sie. Was war aus ihrer Familie geworden? Ein Scherbenhaufen. Und was sollte aus ihr werden?

Da läutete das Telefon. Das schrille Klingeln holte Renate zurück ins Hier und Jetzt. Sie stand auf, ging zur Anrichte, auf der der Apparat stand, und starrte diesen an. Nach einigen Sekunden schaffte sie es endlich, abzunehmen. »Hier ist Sascha. Hallo Mutter.«

Als Sascha wieder zur Tür hereinkam, war sie sichtlich mitgenommen. Sie setzte sich zu Robert, nahm ihn in den Arm und fing sofort an zu weinen. »Das musste ich mir aufheben«, schluchzte sie. »Meine Mutter hat gerade fast durchgängig geheult. Wenn ich das auch getan hätte, hätten wir gleich wieder auflegen können.« Trotz der Situation konnte sie sich ein kleines, verheultes Lächeln nicht verkneifen. Wirr und sehr zusammenhangslos erzählte sie, was ihre Mutter an Neuigkeiten gehabt hatte. »Ich fand meinen Vater ja immer schon scheiße, aber dass er jetzt für Martins Tod verantwortlich sein soll? Nein, das ist krank. Wie verzweifelt muss der denn sein, dass er für seine scheiß Firma über Leichen geht? Seinen eigenen Sohn umbringen?« Jetzt brachen alle Dämme. Sascha realisierte, dass Martin ihrem Vater von seinen Plänen erzählt haben musste. Da musste dieser ausgetickt sein. Anders war das für sie nicht vorstellbar. Schließlich war Martin Karls einzige Hoffnung für die Zukunft des Sägewerkes.

Robert schoss ein Gedanke in den Kopf: »Sascha. Scheiße, du musst sofort Svenja anrufen. Die weiß ja überhaupt nichts von alldem. Das musst du sofort ändern.«

»Wie soll ich das denn machen? Ich kann doch gar nicht richtig sprechen«, schluchzte Sascha leise. »Und am Telefon? Dann ist sie ganz alleine in Eutin? Das geht nicht. Ich muss da hin. Ich muss ihr das persönlich sagen und dann für sie da sein. Das ist wichtiger, als dass sie es jetzt sofort erfährt.«

»Da hast du recht.«

»Ja, aber ob ich das schaffe? Ich kann doch selbst nicht mehr. Ich kann doch nicht mal Auto fahren. Mein ganzer Körper fühlt sich wie betäubt an. Ein Wunder, dass ich noch reden kann.« Sascha drückte sich an Roberts Brust. Dann hob sie den Kopf und blickte Robert lange in die Augen. Robert strich ihr über die Haare und wusste nicht, was er dazu sagen sollte. Irgendwas musste er doch für sie tun können. Doch bevor er fragen konnte, durchbrach Sascha das Schweigen. »Robert? Ich schaffe es wirklich nicht, alleine zu Svenja zu fahren. Ich brauche dich jetzt. Außer dir habe ich doch niemanden mehr. Hilf mir. Bitte.«

Warum war er da nicht selbst draufgekommen? Natürlich würde er ihr helfen. Er wollte ihr Sonnenschein sein, immerhin hatte sie ihm diesen Namen gegeben. Er würde den Schatten, der über Sascha lag, durchbrechen. Und dafür mussten sie erst einmal zurück nach Eutin fahren. Doch bevor sie das taten, würde Robert sie im Arm halten, so lange Sascha das wollte.

Epilog

Föckinghausen am Freitag den 30. August

Meine allerliebste Sascha,

endlich habe ich es geschafft. Du weißt, wie lange ich schon versuche, von zu Hause wegzukommen. Vater würde mich niemals gehen lassen. Aber ich habe mich nicht nur in den Norden verliebt, sondern bin mir auch ganz sicher, dass ich in Svenja endlich die Frau fürs Leben gefunden habe. Und ich muss jetzt zu ihr. Sonst habe ich Angst, dass wir das verlieren, was wir haben.

Ich war schon letztes Jahr kurz davor zu gehen. Svenja und ich hätten eine Surfschule an der Ostsee übernehmen können. Das war immer unser Traum. Aber Vater hat mich nicht gehen lassen. Ich war zu ehrlich zu ihm, habe ihm alles erzählt. Das war das erste Mal, dass ich ihn schwach erlebt habe. Er war so verzweifelt, dass ich es nicht übers Herz gebracht habe, zu gehen. Deswegen habe ich auch diesmal niemandem von unseren Plänen erzählt. Svenja und ich haben einen kleinen Laden in Eutin gefunden. Da wollen wir einen Surfshop eröffnen und später, wenn wir Fuß gefasst haben, werden wir vielleicht auch noch eine Surfschule aufmachen. Es sei denn, da kommt was Kleines dazwischen. Wir haben nämlich beschlossen, eine richtige Familie zu werden. Also fang schon mal an zu stricken. Lange wird das nicht dauern. Ich bin so glücklich mit dieser Frau, das kannst du dir nicht vorstellen.

Und ich bin mir sicher, dass auch du eines Tages jemanden finden wirst, der ganz für dich da ist. Der dich so liebt, wie du bist, und mit dem du lachen und weinen kannst. Auf jeden Fall kommst du hier vorbei, sobald du dein Zimmer in Münster eingerichtet hast. Dann kannst du endlich Svenja kennenlernen und wir beide können das Sauerland vergessen. Ich hoffe, du verzeihst mir diesen etwas umständlichen Weg. Aber ich wollte dich da nicht mit reinziehen. Ich musste da alleine durch.

Wenn du diese Zeilen liest, bin ich schon auf dem Weg in mein neues Zuhause. Es fühlt sich so an, als hätte ich endlich eines gefunden. Ich liebe dich von ganzem Herzen und freue mich darauf, dich ganz, ganz bald wiedersehen zu können.

Dein Martin

PS: Gestern habe ich geträumt, dass wir beide mit unseren Liebsten am Strand lagen und uns die Sonne auf den Pelz haben scheinen lassen. Schau du dich gut in Münster nach deinem um, damit der Traum nicht nur ein Traum bleibt. Ich habe meine ja bereits gefunden. Dann haben wir beide, um mit Nick Cave zu sprechen, unsere Brücken niedergebrannt und werden Geschichte schreiben, Baby.

ENDE

Ebenfalls erschienen

JÜRGEN PÖNN:
„Der Tag, an dem Conny Kramer wie durch ein Wunder überlebte"

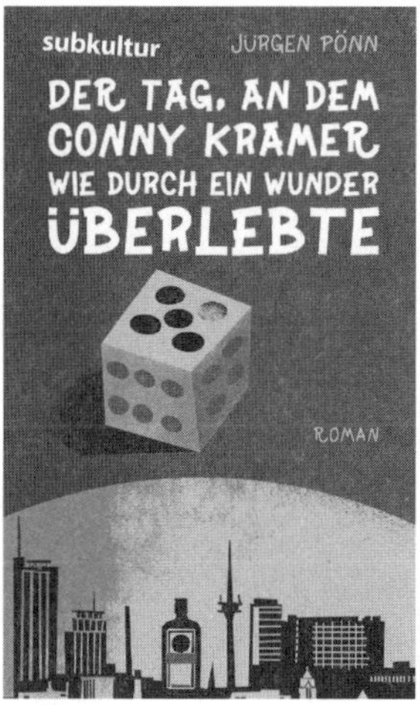

print ISBN: 978-3-948949-06-8
epub ISBN: 978-3-948949-07-5

Wolle Küppers hat sich totgelacht. Ein trauriger Grund dafür, dass seine Freunde sich nach vielen Jahren zum ersten Mal wiedersehen. Doch dieser letzte Abend von Wolle soll etwas ganz Besonderes werden und so trinken sie auf die guten und wilden alten Zeiten.
Auf ihrem torkelnden Weg durch die Essener Nacht entdecken die Verbliebenen den Wert von Freundschaft neu, lernen allerlei über Leichenhallen und Aufzüge.
Eine ruppige Tragigkommödie über wahre Freundschaft, die meditative Wirkung von gemeinsamem Biertrinken und den Wert von letzten Versprechen. Und eine Hommage an das Ruhrgebiet.

CHRISTIAN TODOROSKI:
„Matsaleh"

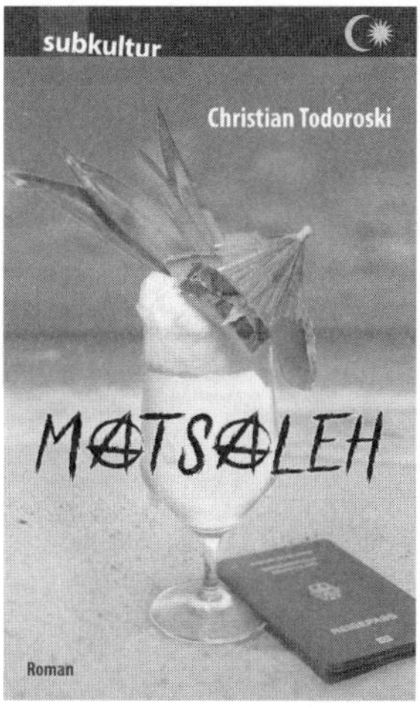

print ISBN: 978-3-943412-43-7
epub ISBN: 978-3-943412-44-4

Petar reist beruflich nach Malaysia. Doch anstatt zu arbeiten, betrügt er hinterlistig seine Firma und tingelt lieber durch Südostasien. Dort feiert er auf Punk-Konzerten, trifft auf schräge Leute und katapultiert sich dabei manchmal auch in eine gefährliche Situation. Petar ist das, was in Malaysia ein „Matsaleh" genannt wird: ein weißer Tourist, der meistens betrunken ist.
Ein furioser Ritt durch die faszinierenden Besonderheiten Malaysias und ein authentischer, durchaus kritischer Einblick in die südostasiatische Subkulturszene.

subkultur

Freitag, der Dreißigste
Das Hörbuch

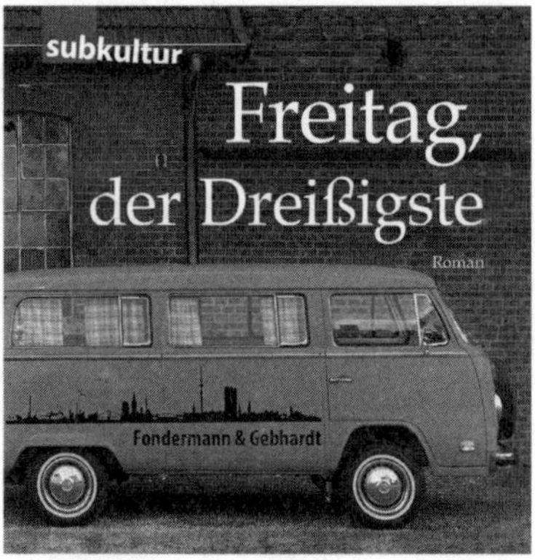

Als Mp3- CD im Klappcover und digital
Ungekürzte Hörbuchausgabe, gelesen von den Autoren
mit vielen Gästen
Tanja Paul (Stadionsprecherin FC St. Pauli) als Sascha
Jörn P. Boll (Einmannmusik/ Captain Futura) als Robert
sowie
Gunnar Schröder (Dritte Wahl)
Ole Plogstedt (Rote Gourmet Fraktion)
Saskia Lavaux (Schrottgrenze)
Knarf Rellöm, Oliver Hörr (Boy Division)
Schulze (Punk Du Arsch)
Rocko Schamoni
Klaus Schüring (Stadionsprecher FC St. Pauli)
Martina Weith (Östro 430)
Fabsi (Die Mimmis / Weserlabel)
u. a.

ISBN: 978-3-948949-16-7
LC 20777

www.edition.subkultur.de